Sabrina Stojanov

Fetuin-A: Therapieoption bei Leberzirrhose?

Sabrina Stojanov

Fetuin-A: Therapieoption bei Leberzirrhose?

Die Bedeutung von Fetuin-A für Proliferation und Fibrogenese im Knockout-Modell

Südwestdeutscher Verlag für Hochschulschriften

Impressum/Imprint (nur für Deutschland/ only for Germany)
Bibliografische Information der Deutschen Nationalbibliothek: Die Deutsche Nationalbibliothek verzeichnet diese Publikation in der Deutschen Nationalbibliografie; detaillierte bibliografische Daten sind im Internet über http://dnb.d-nb.de abrufbar.
Alle in diesem Buch genannten Marken und Produktnamen unterliegen warenzeichen-, marken- oder patentrechtlichem Schutz bzw. sind Warenzeichen oder eingetragene Warenzeichen der jeweiligen Inhaber. Die Wiedergabe von Marken, Produktnamen, Gebrauchsnamen, Handelsnamen, Warenbezeichnungen u.s.w. in diesem Werk berechtigt auch ohne besondere Kennzeichnung nicht zu der Annahme, dass solche Namen im Sinne der Warenzeichen- und Markenschutzgesetzgebung als frei zu betrachten wären und daher von jedermann benutzt werden dürften.

Verlag: Südwestdeutscher Verlag für Hochschulschriften Aktiengesellschaft & Co. KG
Dudweiler Landstr. 99, 66123 Saarbrücken, Deutschland
Telefon +49 681 37 20 271-1, Telefax +49 681 37 20 271-0, Email: info@svh-verlag.de
Zugl.: Aachen, RWTH, Diss., 2009

Herstellung in Deutschland:
Schaltungsdienst Lange o.H.G., Berlin
Books on Demand GmbH, Norderstedt
Reha GmbH, Saarbrücken
Amazon Distribution GmbH, Leipzig
ISBN: 978-3-8381-1332-6

Imprint (only for USA, GB)
Bibliographic information published by the Deutsche Nationalbibliothek: The Deutsche Nationalbibliothek lists this publication in the Deutsche Nationalbibliografie; detailed bibliographic data are available in the Internet at http://dnb.d-nb.de.
Any brand names and product names mentioned in this book are subject to trademark, brand or patent protection and are trademarks or registered trademarks of their respective holders. The use of brand names, product names, common names, trade names, product descriptions etc. even without a particular marking in this works is in no way to be construed to mean that such names may be regarded as unrestricted in respect of trademark and brand protection legislation and could thus be used by anyone.

Publisher:
Südwestdeutscher Verlag für Hochschulschriften Aktiengesellschaft & Co. KG
Dudweiler Landstr. 99, 66123 Saarbrücken, Germany
Phone +49 681 37 20 271-1, Fax +49 681 37 20 271-0, Email: info@svh-verlag.de

Copyright © 2010 by the author and Südwestdeutscher Verlag für Hochschulschriften Aktiengesellschaft & Co. KG and licensors
All rights reserved. Saarbrücken 2010

Printed in the U.S.A.
Printed in the U.K. by (see last page)
ISBN: 978-3-8381-1332-6

Inhaltsverzeichnis

	Abkürzungsverzeichnis	7
1	**Einleitung**	**11**
1.1	Pathogenetische Mechanismen der Leberfibrose	11
1.2	Pathogenetische Mechanismen der Leberproliferation	12
1.3	Physiologie und Pathophysiologie von Fetuin-A	14
1.4	TGF-β und seine Interaktion mit Fetuin-A	15
1.5	Grundlagen des Knockout-Modells	15
1.6	Fragestellung des Tierversuchs	16
2	**Methoden**	**18**
2.1	Methoden des Tierversuchs	18
2.1.1	Grundlagen des Fibroseversuchs	18
2.1.2	Grundlagen des Proliferationsversuchs	19
2.2	Bestimmung humaner Fetuin-A-Serumkonzentration mittels Nephelometrie	20
2.3	Western-Blotting	21
2.3.1	Grundlagen	21
2.3.2	SDS-Gel zur Serumauftrennung	21
2.3.3	Protein-Blotting	22
2.3.4	Nachweisreaktion	23
2.3.5	Auswertung des Western-Blots	23
2.4	Histologische Arbeitstechniken	24
2.4.1	Grundlagen	24
2.4.2	Pikro-Siriusrot-Färbung	24
2.4.3	Immunhistochemie	25
2.5	RNA-Isolation	28
2.5.1	Grundlagen	28
2.5.2	Durchführung	28
2.5.3	Bestimmung der RNA-Konzentration	29
2.6	Polymerasekettenreaktion	31
2.6.1	Grundlagen	31
2.6.2	Reverse Transkription	33
2.6.3	Schmelzkurve	33
2.6.4	PCR-Versuchsbedingungen	34
2.7	ELISA	34
2.7.1	Grundlagen	34
2.7.2	Durchführung	35

2.8	DNA-Klonierung	35
2.8.1	Grundlagen	35
2.8.2	Isolation der DNA	36
2.8.3	Restriktion und Ligation der DNA	37
2.8.4	Transformation von Bakterien und Selektion der Bakterienklone	37
2.8.5	DNA-Midi-Präparations	38
2.9	**TGF-β_1-Analyse**	**39**
2.10	**Apoptosenachweis**	**39**
2.11	**Statistische Auswertung**	**40**
3	**Ergebnisse**	**41**
3.1	**CCl$_4$-induzierte Leberfibrose**	**41**
3.1.1	Gewichtsverlauf und Serumlabor bei CCl$_4$-induzierter Leberfibrose	41
3.1.2	Histologische Untersuchungen der CCl$_4$-Tiere	44
3.2	**Partielle Hepatektomie**	**49**
3.2.1	Histologische Auswertung nach partieller Hepatektomie	49
3.3	**Akut-Phase-Reaktion**	**53**
3.3.1	Real-Time PCR zum Nachweis der SAA$_2$-mRNA-Induktion	53
3.4	**TGF-β_1-Induktion**	**55**
3.4.1	Real-Time PCR zum Nachweis der TGF-β_1-mRNA Induktion	55
3.4.2	Bestimmung der TGF-β_1-Konzentration mit ELISA	57
3.4.3	TGF-β_1-Antagonismus mit Fetuin-A und LAP im Vergleich	59
3.5	**Fetuin-A-Induktion**	**60**
3.5.1	Real-Time PCR zum Nachweis der Fetuin-A-mRNA-Induktion	60
3.5.2	Fetuin-A-Detektion im Westernblot	62
3.5.3	Fetuin-A-Serumkonzentration bei Lebererkrankungen	64
4	**Diskussion**	**66**
5	**Zusammenfassung**	**74**
6	**Abbildungsverzeichnis**	**76**
7	**Tabellenverzeichnis**	**77**
8	**Literaturverzeichnis**	**79**
9	**Material und Bezugsquellen**	**85**

Abkürzungsverzeichnis

A	Ampere
Ahsg	a2-HS glycoprotein/fetuin-A
Fet-A-/-	a2-HS glycoprotein/fetuin-A deficient mice
Ahsg+/+	Wildtyp-Maus
Ak	Antikörper
ALT	Alanin-Aminotransferase
APS	Ammonimpersulfat
bp	Basenpaare
BrdU	Bromo-deoxy-Uridin
BSA	Rinderserumalbumin / bovine serum albumin
c	Konzentration
$CaCl_2$	Calciumdichlorid
CCl_4	Tetrachlorkohlenstoff
cDNA	komplementäre DNA-Kopie
Co	Kontrolle
d	Dicke/Verdünnung
DAB	Diaminobenzidin
DEPC	Diethylpyrocarbonat
DMSO	Dimethylsulfoxid
DNA	Desoxyribonukleinsäure
DNase	Desoxyribonuklease
dNTP	Desoxyribonucleosid-triphosphat
E	Extinktion
ε	Koeffizient
EDTA	Ethylendiamintetraacetat
ELISA	enzyme-linked immunosorbent assay
g	Gramm
GITC	Guanidinisothiocyanat
h	Stunde
HCl	Salzsäure
HE	Hämatoxylin-Eosin
HRP	horseradish peroxidase
H_2O	Wasser

Abkürzungsverzeichnis

H_2O_2	Wasserstoffperoxid
LAP	latency associated peptide
LB-Medium	lysogeny broth-medium
Luc	Luciferase
M	molar
m	Menge
mA	Milliampere
$MgCl_2$	Magnesiumdichlorid
min	Minute
MLEC	Mink lung epithelial cells
µl	Mikroliter
µm	Mikrometer
mM	millimolar
mRNA	messenger Ribonukleinsäure
NaCl	Natriumchlorid
Na_2HPO_4	Dinatriumhydrogenphosphat
nm	Nanometer
ng	Nanogramm
PAI/L	plasminogen activator inhibitor / luciferase construct
PAI-1	plasminogen activator inhibitor 1
PBS	Phosphate buffered Saline
PCR	Polymerase-Kettenreaktion
pH	negativer dekadischer Logarithmus der Wasserstoffionenkonzentration
pHx	partielle Hepatektomie
RNA	Ribonukleinsäure
RNase	Ribonuklease
rpm	Umdrehungen pro Minute
rRNA	ribosomale Ribonukleinsäure
RT	Raumtemperatur oder Reverse Transkription
S	Svedberg
SA	Streptavidin
SAA_2	Serumamyloid A_2
SDS	Sodiumdodecylsulfat
sec	Sekunden
snRNA	small nuclear Ribonukleinsäure

Abkürzungsverzeichnis

TAE	Tris-Acetat-EDTA
TCA	Trichloroacetic acid
TGF-β	transforming growth factor beta
TEMED	N,N,N`,N`-Tetramethylethylendiamin
TNT	Tris-HCl, NaCl, Tween
Tris	Tris[hydroxymethyl]aminomethan
tRNA	Transfer-Ribonukleinsäure
TSA	Tyramide Signal Amplification
V	Volt

1 Einleitung

1.1 Pathogenetische Mechanismen der Leberfibrose

Alleine in der Bundesrepublik Deutschland versterben jährlich über 20.000 Patienten an Leberzirrhose, dem fortgeschrittenen Stadium der Leberfibrose. Die Dunkelziffer liegt vermutlich weitaus höher. Die Inzidenz in Europa und den USA beträgt etwa 250/100.000/Jahr, wobei Männer doppelt so häufig wie Frauen betroffen sind (Herold et al. 2003).

Leberfibrose repräsentiert die Reaktion des Lebergewebes auf wiederholte Schädigungen im Rahmen verschiedenster, meist chronischer Lebererkrankungen (Friedman 2003). Die Hauptursachen sind Alkoholabusus und Virushepatitiden. Es gibt jedoch noch eine Reihe von anderen Ursachen, wie beispielsweise die primäre biliäre Zirrhose und die primär sklerosierende Cholangitis sowie verschiedene Stoffwechselkrankheiten, Chemikalienschäden und medikamenteninduzierte Leberschäden. Bei Zunahme der Fibrose kommt es zum Funktionsverlust der Leber und zur Leberzirrhose. Diese wiederum mündet in Leberinsuffizienz, portaler Hypertension und Bildung intrahepatischer porto-systemischer Shunts mit Minderperfusion der Leber. Zudem liegt in diesem Stadium der Lebererkrankungen eine stark erhöhte Prädisposition für das hepatozelluläre Karzinom vor (Herold et al. 2003).

Pathogenetisch ist Leberfibrose eine exzessive Akkumulation von extrazellulären Matrixproteinen (ECM), wie zum Beispiel Kollagenen (Bataller & Brenner 2005). Nach einer Schädigung des Lebergewebes ersetzt das Parenchym die abgestorbenen Areale. Währenddessen läuft eine Entzündungsreaktion ab, und es kommt zu einer begrenzten Anlagerung von ECM. Bei wiederholter Schädigung erfolgt eine unabhängige progressive ECM-Anlagerung. Je nach Erkrankung unterscheidet sich das Muster der Leberschädigung. Bei viralen Hepatitiden werden vor allem die Portalfelder zerstört, wohingegen Alkohol zuerst die perizentralen und die perisinusoidalen Felder schädigt (Pinzani 1999). Bei fortgeschrittener alkoholinduzierter Leberfibrose kommt es zum Bild der so genannten *Maschendrahtfibrose*. Dieses Befallsmuster entsteht durch Kollagensepten zwischen den Zentral- und Portalfeldern. Allgemein kommt es bei zunehmender Fibrose erst zur Bildung von Kollagensepten und schließlich zur ubiquitären Ausbreitung.

Leberfibrose geht einher mit Veränderungen der Menge und der Zusammensetzung der ECM (Benyon & Iredale 2000). In fortgeschrittenen Fibrosestadien enthält die Leber ca. sechsmal mehr ECM als gesundes Lebergewebe. Diese ECM setzt sich zusammen aus verschiedenen Kollagenen, Fibronektin, Undulin, Elastin, Laminin, Hyaluronan und Proteoglykanen. Die Akkumulation ist das Resultat von vermehrter Synthese bei gleichzeitig vermindertem Abbau. Die reduzierte Aktivität der Matrixmetalloproteinasen (MMP), welche die ECM abbauen, wird durch eine Überexpression von ihren spezifischen Inhibitoren, den Tissue-Inhibitoren der Metalloproteinasen (TIMP), erklärt (Arthur 2000).

Hepatic stellate cells (HSCs) sind die Hauptaktivatoren der Entstehung der Leberfibrose. Sie exprimieren den größten Anteil der ECM (Gabele et al. 2003). Durch Leberschädigung werden profibrotische Zytokine, wie TGF-β (Hellerbrand et al. 1999, Kanzler et al. 1999), Angiotensin II und Leptin ausgeschüttet und führen zur Aktivierung oder Transdifferenzierung der HSCs zu myofibroblastenähnlichen Zellen (Bataller & Brenner 2005, Friedman et al. 1985, Friedman 2003, Geerts 2001, Popper & Uenfriend 1970, Reeves & Friedman 2002, Wasser & Tan 1999). Hierdurch erlangen sie kontraktile, proinflammatorische und fibrogenetische Fähigkeiten (Marra 1999, Milani et al. 1990). Durch Expression verschiedener Mediatoren, wie zum Beispiel inflammatorischen Chemokinen, kommt es so bei wiederholter Leberschädigung zu einem *circulus vitiosus*, in dem sich inflammatorische und fibrogenetische Zellen gegenseitig aktivieren (Maher 2001, Vinas et al. 2003). In verschiedenen Studien wurde kürzlich eine Reversibilität der fortgeschrittenen Leberfibrose dokumentiert (Albanis & Friedman 2001, Albanis et al. 2003, Albanis & Friedman 2006, Bataller & Brenner 2005).

1.2 Pathogenetische Mechanismen der Leberproliferation

Die Leber besitzt ein immenses Proliferationspotential im Sinne einer Reparaturkapazität. Selbst wenn weit über 90% der Leber entfernt werden, ist sie in der Lage, sich in kürzester Zeit zu regenerieren (Koyama et al. 2003). Damit bestätigt sich der griechische Mythos von Prometheus, dessen Leber stückweise von einem Adler gefressen wurde, sich aber immer wieder erneuerte. Es gibt zahlreiche Studien in Form von Tiermodellen, die diesen Mechanismus untersucht haben. Eine effiziente

1 Einleitung

Regeneration ist abhängig von der Aktivierung von über hundert Genen und der Mitwirkung von vielen Wachstumsfaktoren und Zytokinen (Fausto et al. 1995, Fausto 2001, Michalopoulos & DeFrances 2005, Taub 1996). Der Vorgang der Leberproliferation ist ein mehrschrittiger komplexer Prozess (Fausto 1999). Zu Beginn überführen Veränderungen in der Genexpression ruhende Hepatozyten aus der G_0-Phase in den Zellzyklus. Zur gleichen Zeit sind in Blut und Leber erhöhte Tumor-Nekrose-Faktor- (TNF-) und Interleukin-6-Werte (IL-6) messbar. In der verbleibenden Leber werden Proteasen aktiviert (Akerman et al. 1992, Trautwein et al. 1996, Yamada et al. 1998). Diese schnelle Phase wird auch als *immediate early gene*-Antwort bezeichnet. Zudem werden noch viele andere Gene und Transkriptionsfaktoren, wie Nuklear-Faktor-κB (NF-κB) vermehrt ausgeschüttet (FitzGerald et al. 1995, Tewari et al. 1992). Im Anschluss an diese frühe Regenerationsphase folgt die Progression des Zellzyklus (Albrecht et al. 1993, Albrecht et al. 1999, Loyer et al. 1996, Talarmin et al. 1999). Es werden Gene des Zellzyklus, sowohl der Induktion, wie Cyclin D1, als auch der Inhibition, wie p53 oder p21, exprimiert. Ebenso steigen die Blutwerte des *hepatocyte growth factors* (HGF), und es wird vermehrt mRNA von HGF und *transforming growth factor-α* (TGF-α) gebildet (Mead & Fausto 1989, Michalopoulos & Zarnegav 1992). Die beiden Wachstumsfaktoren scheinen die wichtigsten im Rahmen der Leberregeneration zu sein (Presnell et al. 1997, Tomiya et al. 2000). Diese Schritte führen schließlich zur DNA-Replikation.

In Tierversuchen mit Nagetieren regeneriert sich die Leber nach partieller Hepatektomie in 7 bis 10 Tagen durch sofortige Genexpression, Wachstumsfaktorproduktion und Initiation von Proliferation. Es ist bekannt, dass verschiedene Leberzelltypen (Hepatozyten, Kupffersche Sternzellen, Gallengangszellen, Endothelien etc.) unterschiedlich schnell regenerieren. Innerhalb der ersten 24 Stunden erreicht die Hepatozyten-DNA-Synthese ihr Maximum, anschließend folgen die übrigen Zelluntergruppen. Dies impliziert, dass Hepatozyten Wachstumsfaktoren parakrin freisetzen. Deshalb sind sie die so genannten *spark-plugs*, die „Zündkerzen" der Leberregeneration (Michalopoulos & DeFrances, 2005).

1.3 Physiologie und Pathophysiologie von Fetuin-A

Fetuin-A, auch als Ahsg oder $α_2$-Heremans-Schmid-Glykoprotein bekannt, ist ein zentrales Serumprotein mit diversen biologischen Funktionen. Es gehört neben Fetuin-B (FETB) sowie den strukturverwendeten Proteinen histidinreiches Glykoprotein (HRG) und Kininogen (KNG) zur Cystatin-Superfamilie von Proteinen. Beim Erwachsenen wird es ausschließlich in der Leber gebildet. Die normale Serumkonzentration von Fetuin-A beträgt 0,5-1 g/l. Zur Zeit der Organogenese wird es in vielen Zellen mit bis zu 10-fach höherer Konzentration exprimiert.

Die Funktionen des Fetuin-A können sowohl zellunabhängig, auf physiochemischer Ebene nachgewiesen werden (Heiss et al. 2003) als auch zellabhängig und zytokingesteuert (Nie 1992). Die zentrale Funktion von Fetuin-A besteht in der systemischen Inhibition der Kalzium-Phosphat-Präzipitation. Die kalziumregulatorische Aktivität von Fetuin-A konnte bereits in mehreren Studien *in vitro* und *in vivo* belegt werden (Heiss et al. 2003, Jahnen-Dechent et al. 1997, Price et al. 2002, Schinke et al. 1996). Diese ergaben, dass Fetuin-A-Defizienz zu schweren Organverkalkungen mit erhöhter Mortalität führt (Schaefer et al. 2003). Zudem konnte *in vitro* eine Bindung von Fetuin-A an Wachstumsfaktoren, vor allem an TGF-β (Demetriou et al. 1996, Szweras et al. 2002), aber auch an HGF (Ohnishi et al. 1997) und PDGF (Nie 1992) nachgewiesen werden. Weiterhin supprimiert es die Makrophagenaktivierung (Jersmann et al. 2003) und interferiert mit zellulären Effekten von TNF-α (Wang et al. 1997) und Insulin (Auberger et al. 1989).

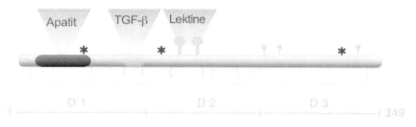

Abb.1: humanesFetuin-A
http://www.biointerface.rwth-aachen.de/Web-Site/Die%20Fetuin%20Homepage.html

1.4 TGF-β und seine Interaktion mit Fetuin-A

Transforming-Growth-Factor-β (TGF-β) ist ein multifunktionales Zytokin. Es ist ein 25,0 kDa schweres Protein und liegt als Homodimer vor. Bei Säugetieren sind bislang drei Untergruppen identifiziert worden (TGF-β 1-3). TGF-β beeinflusst die Zellproliferation, die Zelldifferenzierung, die Migration und die Proteinexpression. TGF-β wird von Zellen als hochmolekularer Komplex in Bindung an so genannte *latency-associated peptides (LAP)* sezerniert, welcher zuerst durch verschiedene Mediatoren aktiviert werden muss, bevor das letztlich abgespaltene TGF-β an seine hochaffinen Rezeptoren binden kann. Diese werden ubiquitär exprimiert. Schon niedrige Konzentrationen von TGF-β reichen aus, um verschiedene biologische Prozesse zu induzieren, wie Makrophagen-Chemotaxis, Inhibition von endothelialer Zellmigration und Proliferation, Stimulation vermehrter ECM-Ablagerung und erhöhter Sekretion des Plasminogen-Aktivator-Inhibitors-1 (PAI-1) (Abe et al. 1994). Insbesondere zuletzt genannte Qualitäten führen dazu, dass TGF-β einer der potentesten profibrogenen Wachstumsfaktoren ist.

In diesem Kontext besteht eine wichtige Wechselwirkung zu Fetuin-A. Bisher zeigten verschiedene Studien, dass Fetuin-A an TGF-β binden kann und *in vitro* eine antagonisierende Wirkung ausübt (Demetriou et al. 1996, Szweras et al. 2002). Ursächlich dafür ist die Glykoproteinstruktur von Fetuin-A, welche eine dem TGF-β-Rezeptor-II (Betaglykan) ähnliche Domäne aufweist und somit potentiell als zirkulierender Decoy-Rezeptor für TGF-β fungieren kann (Roberts & Sporn 1990). In dieser Arbeit wollen wir mit Hilfe etablierter Tiermodelle der hepatischen Proliferation und Matrixakkumulation an fetuindefizienten Mäusen untersuchen, inwieweit auch *in vivo* Hinweise auf eine Interaktion von Fetuin-A und dem TGF-β-System vorliegen.

1.5 Grundlagen des Knockout-Modells

Genetisch veränderte Tiermodelle bieten die Möglichkeit, einzelne Gene in ihrer Funktion und Wechselwirkung gezielt zu studieren. Technisch wird dabei im Wesentlichen zwischen zwei Varianten unterschieden. Einerseits können Gene gezielt ausgeschaltet werden, wie das im Knockout-Modell der Fall ist. Andererseits werden in transgenen Tiermodellen neue Gene eingebracht und so die Genexpression gesteigert (Capecchi 2001). Wir wählten das Knockout-Modell, um gezielt die Auswirkungen eines kompletten Fetuin-A-Mangels auf Proliferation und Fibrogenese in der Leber zu untersuchen.

Im Knockout-Modell werden gezielt chromosomale DNA-Abschnitte auf Stammzellebene ausgetauscht. Dies führt entweder zu einer Veränderung oder zur kompletten Inaktivierung der Genexpression. Diese Methode wird als *gene targeting* bezeichnet. Üblicherweise wird ein für die Genexpression essentieller Bereich, wie z.b. das erste Exon aus der chromosomalen DNA, *in vitro* ausgeschnitten. Nach Kombination mit einem Inaktivierungsvektor wird dieser Bereich mittels homologer Rekombination wieder in die chromosomale DNA eingesetzt. Bei dieser Form der Rekombination werden ähnliche DNA-Abschnitte einander angenähert und über ein Crossing-over DNA-Moleküle ausgetauscht. Der Inaktivierungsvektor bewirkt, dass keine Transkription des entsprechenden Genes mehr stattfindet. Meistens wird der veränderten Sequenz ein positiver Marker angehängt, z.B. Neomycin-Resistenz. So ist es später möglich festzustellen, welche Zellen diese Sequenz eingebaut haben. In unserem Fall wurden die Exone 1-7 entfernt (Domäne 1-3), welche das komplette Fetuin-Gen kodieren. Im Austausch wurden die veränderte Sequenz und eine angehängte zusätzliche Neomycin-Resistenz eingesetzt (Jahnen-Dechent et al. 1997).

1.6 Fragestellung des Tierversuchs

In unserem Versuch wollten wir sowohl die Auswirkung von Fetuin-A-Defizienz auf die physiologische Proliferation als auch auf die pathologische Fibrogenese der Leber untersuchen. Hierfür verwendeten wir das Fetuin-A-Knockout-Modell der Maus auf dem genetischen Hintergrund C57BL/6, bei dem die Fetuindefizienz nicht zu spontaner Kalzifizierung führt und so die potentiellen Auswirkungen auf das TGF-β System unabhängig von pathologischer Kalzifizierung untersucht werden können. Als Kontrolltiere dienten gleichaltrige Wildtyp-Mäuse, ebenfalls auf dem genetischen Hintergrund C57BL/6. Im ersten Versuchsteil verwendeten wir das etablierte Modell der CCl_4-vermittelten experimentellen Leberfibrose. Im zweiten Versuchsteil nutzten wir die Methode der partiellen Hepatektomie zur Untersuchung der Proliferation im Rahmen der anschließenden Leberregeneration.

Hinsichtlich der Wirkung von Fetuin-A auf Proliferation und Fibrogenese der Leber sollten folgende vier Fragestellungen untersucht und beantwortet werden:

1. Besitzt Fetuin-A *in vivo* als potentieller, zirkulierender TGF-β-Antagonist eine bedeutsame antifibrotische Potenz?
2. Kommt es im Rahmen der koordinierten Wundheilung zu einer lokalen Induktion von Fetuin-A analog zur Embryogenese bzw. zu Wundheilungsstörungen bei einem Fetuin-A-Mangel?
3. Führt ein Fetuin-A Mangel zu einer zeitlich veränderten Leberregeneration, z.B. durch eine Modifikation der TGF-β-Bioverfügbarkeit?
4. Wie verhält sich die Fetuin-A-Serumkonzentration bei akuten und chronischen Lebererkrankungen des Menschen?

2 Methoden

2.1 Methoden des Tierversuchs

Zur Charakterisierung der Rolle von Fetuin-A bei physiologischer Leberregeneration und pathologischer Leberfibrose verwendeten wir die in unserem Labor etablierten fetuindefizienten Mäuse (Jahnen-Dechent et al. 1997). Dabei ist zu beachten, dass der Phänotyp je nach Hintergrundstamm deutlich variiert. Auf dem genetischen Hintergrund DBA/2 induziert die Defizienz von Fetuin-A spontan diffuse Kalzifizierungen, insbesondere in Lunge, Hoden und Nieren. Bei letzteren kann dies bis zu einer progredienten Niereninsuffizienz mit Ausbildung eines sekundären Hyperparathyreodismus führen (Schaefer et al. 2003). Auf dem genetischen Hintergrund C57BL/6 bedarf es weiterer Stimuli, wie einer hoch dosierten Vitamin-D-Behandlung oder einer phosphatreichen Diät, um die oben beschriebenen Makrokalzifizierungen zu induzieren. Da die profusen Verkalkungen beispielsweise im Myokard sekundär von einer fibrösen Kapsel mit paralleler TGF-β-Induktion umschlossen werden (Merx et al. 2005), benutzten wir in den hier beschriebenen Versuchen Mäuse auf dem genetischen Hintergrund C57BL/6, um eventuelle Verfälschungen der Messergebnisse durch spontane Kalzifizierung zu vermeiden. Das Genom der verwendeten fetuindefizienten Mäuse entsprach durch zehn aufeinander folgende Rückkreuzungen zu >99,9% dem von C57BL/6-Wildtyp-Mäusen. Alle Tierexperimente wurden von der Bezirksregierung in Köln geprüft und genehmigt. Als Wildtyp-Kontrolltiere dienten käuflich erworbene C57BL/6-Mäuse gleichen Alters (Bomholtgaard, Ry, Dänemark).

2.1.1 Grundlagen des Fibroseversuchs

Tetrachlorkohlenstoff (CCl_4) ist eine zytotoxisch wirkende Substanz, die dosisabhängig über leichtgradige Zellschädigung bis hin zum Zelltod führt. Dieser experimentelle Schädigungsmodus ist gut etabliert. Bei zeitlich begrenzter Applikation folgt eine regenerative Proliferationsphase. Die Leberenzyme im Serum sind stark erhöht (Butterworth et al. 1992). Wiederholte Schädigungen der Leber führen zu Fibrose. Dies geschieht vor allem durch eine exzessive Expression und Akkumulation von extrazellulären Matrixproteinen, wie z.B. Kollagenen. So induzierten wir durch wiederholte CCl_4-Injektionen experimentell die Entwicklung einer Leberfibrose (Bataller & Brenner 2005).

In unserem Versuch verwendeten wir insgesamt 46 Mäuse (24 fetuindefiziente Mäuse [Fet-A-/-] und 22 Wildtyp-Mäuse [WT]). Um das Ausmaß der initialen Schädigung zu bestimmen, wurden die ersten Mäuse einer Tag nach der ersten CCl_4-Injektion getötet. Im weiteren Verlauf erfolgte zweimal wöchentlich die Gabe von CCl_4 intraperitoneal (50% CCl_4 2.5 ml/kg). Im Verlauf der Untersuchung wurde nach 42 und 56 Tagen jeweils eine weitere Gruppe von Mäusen getötet, um den Fibrosegrad im Vergleich zu den Kontrolltieren zu untersuchen. Eine Stunde vor der Tötung injizierten wir BrdU (Sigma, St. Louis, USA) intraperitoneal in einer Dosis von 100 mg/kg des Körpergewichts zur späteren histologischen Bestimmung der Proliferationsrate. Eine weitere Stunde später führten wir in Isoflorannarkose eine retroorbitale Blutentnahme durch, bevor die Tiere durch eine finale Isoflorannarkose getötet wurden. Unmittelbar im Anschluss wurde die Leber entnommen und prozessiert. Einen Teil konservierten wir mittels RNAlater (Qiagen, Hilden, Deutschland) für eine spätere RNA-Isolation. Weitere Leberteile lagerten wir in Formalin für histologische Aufarbeitungen. Diese wurden in einem Einbettungsautomaten fixiert und anschließend in Paraffin geblockt, bevor sie für spätere Untersuchungen mit einem Mikrotom zu 5μm dicken Schnitten aufgearbeitet wurden.

2.1.2 Grundlagen des Proliferationsversuchs

Wie bereits erwähnt, ist die Leber ein äußerst regenerationsfähiges Organ. Schon 1931 wurde von Higgins und Anderson erstmals eine wissenschaftliche Methode beschrieben, die eine wiederholbare 2/3-Partialresektion der Leber bei Ratten ermöglicht (Higgins & Anderson 1931). Nach einer 70%igen Hepatektomie wird in 24 Stunden 45% des ursprünglichen Lebergewichts wiederhergestellt. Nach nur etwa zwei Wochen erreicht die Leber ihr Ausgangsgewicht (±10%).

Leberregeneration kann vereinfacht als ein mehrschrittiger Prozess beschrieben werden. Dieser beginnt mit einer frühen Genexpression, welche die ruhenden Hepatozyten in den Zellproliferationszyklus überführt. An diesem Vorgang sind über

100 Gene, Cytokine, Wachstums- und Transkriptionsfaktoren beteiligt (Fausto 1999, Fausto 2001).

In unserem Versuch wurden insgesamt 70 Mäuse im Alter von 12 bis 142 Tagen mit Avertin anästhesiert und zur Operation in Rückenlage auf einer Wärmematte fixiert. Nach Rasur und Desinfektion mit Ethanol führten wir eine mediane Laparotomie durch und konnten anschließend mittels leichter Dorsalflexion der Maus die Leber eventerieren. Mit einem 2,0er-Faden fassten wir den medianen und links lateralen Lappen, ligierten dieses Leberareal und trugen das ischämische Gewebe ab. Kumulativ konnten wir so eine gut reproduzierbare Leberresektion von ca. 60% erzielen. Zur engmaschigen Erfassung des Zeitverlaufs der Regeneration nach Leberresektion wurden Tiergruppen von fetuindefizienten Mäusen sowie Wildtyp-Mäuse 0, 2, 24, 36, 60 und 168 Stunden nach partieller Hepatektomie getötet. Eine Stunde zuvor wurde ein Bolus BrdU (Sigma, St. Louis, USA) intraperitoneal mit einer Dosis von 100 mg/kg des Körpergewichts injiziert. Bei der Tötung verfuhren wir wie im oben beschriebenen Versuch der Leberfibrose.

2.2 Bestimmung humaner Fetuin-A-Serumkonzentration mittels Nephelometrie

Nephelometrie ist ein immunologisches Nachweisverfahren zur Konzentrationsbestimmung von Proteinen in Flüssigkeiten. Dabei macht man sich zunutze, dass in kolloidaler Lösung befindliche Antigen-Antikörper-Komplexe (AG-AK-Komplexe) das Medium trüben (Tyndall-Effekt), was die Streuung eines durchtretenden Lichtstrahls bewirkt. Die Konzentration der AG-AK-Komplexe korreliert mit dem Ausmaß der Lichtstreuung.

Die Blutproben wurden während Routineblutabnahmen von Patienten mit verschiedenen Stadien der Leberschädigung (akute virale Hepatitis, Leberzirrhose oder Leberversagen) entnommen. Das Serum erhielten wir durch Zentrifugation von geronnenem Blut. Anschließend wurden die Proben 1:4 verdünnt. In eine Küvette mit Rührstäbchen wurden dann 10 µl Probe, 200 µl Reaktionspuffer und 20 µl Kaninchen-Antikörper (AHSG 921006) gegeben. Für die folgende Nephelometrie verwendeten wir ein MININEPH-Laser-Photometer (The Binding Site, Birmingham,

Großbritannien). Über einen Zeitraum von vier Minuten erfassten wir die kumulative Lichtstreuung. Schließlich wurden die Fetuin-A-Konzentrationen mittels einer Verdünnungsreihe eines Standardserums mit gereinigtem menschlichen Fetuin-A (Dade Behring, Deerfield, USA), gelöst in 10%iger Rinderalbuminlösung, kalkuliert. Die Ergebnisse bekräftigten wir durch eine Immunoblotanalyse von Serum, um eine Kreuzreaktion von Antikörpern mit anderen Serumproteinen auszuschließen. Das Fetuin-A-Antiserum war monoklonal.

2.3 Western-Blotting

2.3.1 Grundlagen

Der Western-Blot dient dem Nachweis von zuvor nach Größe und Ladung aufgetrennten Proteinen mit Hilfe von spezifischen Antikörpern.
Unsere Durchführung verlief in drei Schritten. Mittels eines denaturierenden SDS-Gels wurden Proteine elektrophoretisch nach ihrem Molekulargewicht aufgetrennt. Es folgte das Blotten. Hierbei wurden die getrennten Proteine auf eine proteinbindende Membran transferiert. Schließlich konnten die Proteine durch Erst- und Zweitantikörper sowie Chemilumineszenzvisualisierung dargestellt werden. Die durch die Radioaktivität hervorgerufene Schwärzung des Röntgenfilms war proportional zu der im Gel nachgewiesenen Proteinmenge (Frey 1999).

2.3.2 SDS-Gel zur Serumauftrennung

Wir verwendeten ein 10%iges Trenngel. Dieses setzte sich zusammen aus 2,5 ml Trenngelpuffer, 3,3 ml 30%igem Acrylamid, 4,2 ml H_2O, 8,0 µl TEMED und 50 µl 10%igem APS. Anschließend wurde auf das Trenngel eine dünne Schicht Isobutanol gegeben. Bei Raumtemperatur wurde etwa eine halbe Stunde die Polymerisierung des Gels abgewartet. In der Zwischenzeit konnten die Proben und die Leiter vorbereitet werden. Mausserum wurde in einer Verdünnung von 1:100 analysiert. Die Proben wurden bei 95°C für 5 Minuten denaturiert und danach auf Eis gelagert. Es folgte die Herstellung des 4,5%igen Sammelgels (1,25 ml Sammelgelpuffer, 0,75 ml 30%igem Acrylamid, 3,0 ml H_2O, 10 µl TEMED, 50 µl 10%igem APS). Das zuvor eingefüllte Isobutanol wurde vorsichtig mit Filterpapier abgesaugt, danach das Sammelgel auf das Trenngel in die Kammer gegeben. Der Kamm für die Taschen wurde seitlich eingezogen und das Gel wieder für eine halbe Stunde stehen gelassen. Vor Herausziehen des Kamms markierten wir die Taschen auf der Kammer zur besseren Darstellung mit einem wasserlöslichen Stift. Es folgte der Einbau in eine Elektophoresekammer. Zuerst wurde etwas 1-fach konzentrierter Lämmli-Puffer in die Kammer gegeben, dann wurden Gel und Gegenplatte eingebaut. Die Mitte und die Umgebung füllten wir ebenfalls mit dem Puffer auf. Dabei war zu beachten, dass zwischen der Mitte und dem Außenraum, wegen der Gefahr eines Kurzschlusses, keine Verbindung bestehen durfte. Nun wurden vorsichtig die Proben und an beiden Seiten eine Leiter aufgetragen. Leere Taschen wurden mit 1-fach konzentriertem Ladepuffer aufgefüllt. Nach Schließung der Kammer ließen wir die Elektrophorese bei 30 mA für ca. 45 Minuten unter Kontrolle laufen.

2.3.3 Protein-Blotting

Nach beendeter Elektrophorese begann das Blotten. Die Gelkammer wurde vorsichtig wieder ausgebaut. Wir tränkten zwei Filterpapiere in eine Schale mit Anodenflüssigkeit (300 mM ε-Aminocapronsäure, 30 mM Tris, pH muss nicht korrigiert werden) und legten sie auf den Blotapparat. Ebenfalls tränkten wir Blotfolie in die Anodenflüssigkeit und legten sie dann auf das Filterpapier. Die Anodenflüssigkeit wurde in ein Sammelgefäß verworfen. Danach musste das Sammelgel abgetrennt werden. Die Seite der ersten Probe am verbleibenden Gel wurde markiert. Nachdem wir im Anschluss das Gel in Kathodenflüssigkeit (100mM Tricine, 300 mM Tris, pH muss nicht korrigiert werden) gebadet hatten, wurde es auf die Blotfolie gegeben. Dabei musste das Gel während der ganzen Zeit feucht gehalten werden. Zuletzt wurden wieder zwei Filterpapiere, diesmal in Kathodenflüssigkeit getränkt, auf das Gel gegeben. Die Kathodenflüssigkeit verwarfen wir ebenfalls. Um Luftblasen zu vermeiden, rollten wir zwischendurch vorsichtig mit einer abgeschnittenen Pipette über die Papiere, wobei wir einen direkten Kontakt mit dem Gel vermieden. Nun wurde der Apparat geschlossen, und es erfolgte bei einem konstanten Stromfluss von 200 mA und einer Spannung von 6-7 V für ca. eine Stunde der Proteintransfer.

Anschließend wurde der entstandene Blot in Ponceau-S-Solution kurz angefärbt. Sichtbare Leiterbanden wurden mit Kugelschreiber nachgezeichnet, um einen Größenstandard zu erhalten. Schließlich wurde der Blot in PBS entfärbt.

2.3.4 Nachweisreaktion

Dem Blotten folgte die Nachweisreaktion mit Hilfe von Antikörpern. Zu Beginn wurde der Blot in Grundlösung (PBS mit 0,05% Tween) mit 5% Milchpulver eingetaucht und für 5-10 Minuten bei 37°C in einen Thermorotor gegeben. Die Erst- und Zweitantikörper wurden jeweils in Grundlösung mit 5% Milchpulver verdünnt. Anschließend wurde der Erstantikörper (Maus-Fetuin-Antikörper, polyklonal, K98, AS386, Verdünnung 1:5000) in das Gefäß mit dem Blot gefüllt und das ganze wieder im Thermorotor für eine halbe Stunde rotiert. Danach folgten zwei Waschvorgänge mit Grundlösung. In einem dritten Waschschritt füllten wir 15-20 ml Grundlösung ein und rotierten den Blot dreimal 5 Minuten. Nun wurde der zweite Antikörper (Goat Anti-Rabbit, Jackson ImmunoResearch Europe, Suffolk, Großbritannien) hinzugegeben und der Thermorotor erneut für eine halbe Stunde aktiviert. Die oben beschriebenen Waschschritte wurden im Anschluss ein weiteres Mal wiederholt.

2.3.5 Auswertung des Western-Blots

Der mit Erst- und Zweitantikörper markierte Blot wurde für eine Minute in eine Schale mit Entwicklungschemikalien gegeben. Diese bestanden aus 10 ml Tris-HCl (100 mM pH 8,5), 50 µl Luminolsäure (2,5 mM), 5 µl p-Coumarsäure (0,4 mM) und 3 µl 30%igem H_2O_2. Der Blot wurde in eine vorbereitete Folie gelegt und in einem Fotorahmen fixiert. In einer Dunkelkammer legten wir einen Röntgenfilm in den Fotorahmen. Dieser wurde dann für einige Sekunden belichtet und anschließend in einer Röntgenentwicklungsmaschine entwickelt. Wir markierten die sichtbaren Banden und beschrifteten den Blot. Die Filmschwärzung der Banden war proportional zu der im Gel befindlichen Proteinmenge. Zum Abschluss wurde der Blot wenige Minuten in Grundlösung gewaschen, dann kurz zur Kontrolle in Amidoschwarz gefärbt und schließlich wieder mit 5%iger Essigsäure gewaschen. Die Bandenschwärzung wurde mittels eines Flachbettscanners und dem Multianalysis Software Package (Biorad, München, Deutschland) analysiert.

2.4 Histologische Arbeitstechniken

2.4.1 Grundlagen

Unsere Gewebeproben wurden in Formalin fixiert und anschließend in Paraffin weiterverarbeitet. Während der Durchführung von histologischen Arbeitstechniken, ist es sehr wichtig, dass die Paraffinschnitte nie austrocknen. Im Zweifelsfall können sie in PBS zwischengelagert werden.

2.4.2 Pikro-Siriusrot-Färbung

Die Pikro-Siriusrot-Färbung dient der Darstellung von vermehrter Kollagenbildung bei einer Leberfibrose.
Die Paraffinschnitte von Mäuselebergewebe wurden über Nacht bei 70°C gelagert. Am nächsten Tag wurden die Schnitte nach ihrer Beschriftung zuerst deparaffiniert und rehydriert. Hierfür wurden sie dreimal für 5 Minuten in Xylolbäder gestellt. Anschließend durchliefen sie eine Alkoholreihe in absteigender Konzentration. Sie begann mit drei Bädern in 100%igem Alkohol für 2 Minuten. Es folgten zwei Bäder in 95%igem Alkohol und eines in 70%igem Alkohol, ebenfalls jeweils für 2 Minuten. Danach wurden die Schnitte für eine halbe Stunde in 0,25 g 0,1%igem Siriusrot-F3B und 250 ml Picrinsäure gefärbt (Waldrop & Puchtler 1982), bevor sie in Wasser gespült wurden. Es folgte die Dehydratation. Hierfür wurde nun eine aufsteigende Alkoholreihe von zwei 95%igen und drei 100%igen Alkoholbädern verwendet. Abschließend erfolgten drei Bäder für jeweils 5 Minuten in Histoclear. Danach konnten die Schnitte mit Histokitt eingedeckelt werden.
Die Auswertung der Schnitte geschah unter einem Lichtmikroskop bei 10-facher Objektivvergrößerung. Zwei unabhängige, geblindete Untersucher vergaben semiquantitative Fibrosescores (F-scores) von F0 bis F3, welche dem Scoresystem von Batts & Ludwig (1995) sowie Ishak et al. (1995) für hepatische Fibrose bei Menschen ähneln (Tab.1). Hierbei steht F0 für keine Fibrose, F1 für leichte portale Fib-

rose, F2 für septale Fibrose mit zahlreichen Septen und F3 für verbreiterte Fibrose mit porto-portalen Septen.

Tab.1: Ausmaß der Fibrose und Architekturzerstörung der Leber nach Batts & Ludwig (1995) und Ishak et al. (1995)

Batts/Ludwig	Ishak et al.	Fibrose	Histologische Merkmale
0	0	keine	keine Fibrose
1	1-2	minimal	portale Fibrose ohne Septen
2	3	mild/geringgradig	portale Fibrose mit Septen bei erhaltener Architektur
3	4-5	mäßig/mittelgradig	portale Fibrose mit Septen und Architekturzerstörung
4	6	schwer/hochgradig Zirrhose	portale Fibrose mit Septen, Architekturzerstörung und Rege-neratknoten, zirrhotischer Umbau

2.4.3 Immunhistochemie

Die Immunhistochemie dient der Darstellung bestimmter Proteinexpressionen durch Antikörper. Wir verfuhren nach der (Strept)Avidin-Biotin-Methode (ABC-Komplex). Diese basiert auf der Affinität von Avidin (Glykoprotein aus Hühnereiweiß) zu Biotin (wasserlösliches Vitamin H). Zur Vermeidung unspezifischer Reaktionen wird heutzutage genetisch hergestelltes Streptavidin (aus dem Bakterium Streptomyces avidinii) benutzt (Swanson 1988). Streptavidin besitzt vier Untereinheiten, an die Biotin binden kann (Coggi et al. 1986). Das gesuchte Antigen wird erst an einen Primärantikörper gekoppelt. Danach wird ein zweiter biotinylierter Antikörper hinzugefügt, an den dann über Biotin der ABC-Komplex binden kann (Hsu et al. 1981). Bei Hinzufügen eines Substrates reagiert ein an Streptavidin gekoppeltes Enzym (z.B. horseradish peroxidase = HRP), und es kommt zu einem Farbsignal. Der Vorteil dieser Methode ist eine deutliche Signalverstärkung und damit eine erhöhte Sensitivität, die durch die Kombination aus mehreren Antikörpern und den vielen

Bindungsstellen für Biotin erreicht wird (Abb.2). Wir verwendeten folgende Basisanleitung, die wir je nach Gebrauch variierten
Wie oben bereits beschrieben, wurden die Schnitte erst in Xylol deparaffiniert und dann in einer absteigenden Alkoholreihe rehydriert. Anschließend wurde die endogene Peroxydase durch ein 10-Minuten-Bad in 3%igem H_2O_2 geblockt. Danach folgten zwei Waschschritte für jeweils 5 Minuten in PBS. Bei mit Formalin behandelten Schnitten folgte an dieser Stelle ein Zwischenschritt. Für zweimal 5 Minuten wurden diese in Zitronensäure (2 ml Zitronensäure in 200 ml H_2O) in der Mikrowelle bis zum Siedepunkt erhitzt. Anschließend wurden die Schnitte im Wasserbad etwa 5 Minuten abgekühlt und dann zweimal 5 Minuten in PBS gewaschen. Nun trugen wir den ersten Antikörper auf. Die Schnitte mussten für eine Stunde in einer feuchten Kammer bei Raumtemperatur gelagert werden. In frischem PBS wurde wieder zweimal 5 Minuten gewaschen. Dann wurde der zweite Antikörper auf die Präparate gegeben. Erneut lagerten wir die Schnitte in einer feuchten Kammer bei Raumtemperatur, diesmal für 30 Minuten. Danach folgte wieder ein Waschschritt für zweimal 5 Minuten in PBS, nachdem der ABC-Komplex aufgetragen worden war. Ein weiteres Mal wurden die Objektträger für 30 Minuten in einer feuchten Kammer bei Raumtemperatur inkubiert. Es folgte erneut ein Waschschritt für zweimal 5 Minuten in PBS. Direkt im Anschluss wurden die Proben für 10 Minuten bei 37°C in DAB (180 ml Trispuffer, 4 ml DAB, 100µl H_2O_2) entwickelt. Dann wuschen wir die Schnitte zweimal 5 Minuten in destilliertem Wasser. Mit Hämatoxylin wurden die Präparate 4 Minuten gegengefärbt und anschließend dreimal 2 Minuten unter laufendem Leitungswasser gewaschen und viermal kurz in Trispuffer pH 8,3 getaucht. Danach wurden die Racks nochmals für 5 Minuten unter laufendes Leitungswasser gestellt. Zuletzt folgte wie oben beschrieben die Dehydrierung in Alkohol, die Säuberung in Histoclear und das Eindeckeln mit Histokitt. Die Auswertung erfolgte unter einem Lichtmikroskop. Es wurden von zwei unabhängigen, geblindeten Untersuchern die jeweiligen detektierten Zellstrukturen pro Gesichtsfeld ausgezählt.

2 Methoden

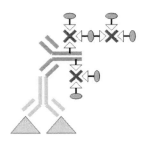

(Strept)Avidin-Biotin-Enzymkomplex

biotinylierter Brückenantikörper

Primärantikörper

Antigen

Abb.2: Darstellung der (Strept)Avidin-Biotin-Methode

2.4.3.1 BrdU-Färbung

Die BrdU-Färbung wird als Mitosemarker zum Proliferationsnachweis verwendet. 5-Bromo-2'-Deoxyuridin ist ein Thymidin-Analogon, das anstelle des Nukleotids in den Komplementärstrang der mitotisch aktiven Zellen eingebaut wird. BrdU wirkt als antigene Determinante, an die der spezifische monoklonale Antikörper, Anti-α-Bromodeoxyuridin41, bindet. Die entstandenen AG-AK-Komplexe lassen quantitative Aussagen über die Teilungsaktivität des untersuchten Gewebes zu.

Wir arbeiteten hierbei mit dem TSA-Biotin-System (NEN/Perkin Elmer, Boston, USA) und verfuhren nach der Anleitung des Herstellers, ähnlich der oben beschriebenen Basisanleitung für Immunhistochemie. Als ersten Antikörper verwendeten wir BrdU Nr.33 (Verdünnung 1:100 in 1% BSA/PBS) und als zweiten biotinyliertes Anti-mouse-IgG (Verdünnung 1:600 in 1% BSA/PBS). Nach der Lagerung der Schnitte in einer feuchten Kammer bei Raumtemperatur für 30 Minuten folgten noch einige von uns durchgeführte Zwischenschritte. Diese werden im Folgenden erläutert:

Zuerst wurden die Präparate zweimal 5 Minuten in TNT gewaschen. Anschließend wurde SA-HRP (Verdünnung 1:200 in 1% BSA/PBS) aufgetragen. Es folgte wieder eine Lagerung der Objektträger in einer feuchten Kammer bei Raumtemperatur für 30 Minuten. Erneut wurde die Schnitte zweimal 5 Minuten in TNT gewaschen. Im Anschluss gaben wir biotinylierte Tyramide (Verdünnung 1:100 in Amplification Diluent) auf die Schnitte und stellten diese für 10 Minuten in eine feuchte Kammer bei Raumtemperatur. Nach Ablauf wurden die Schnitte wiederum zweimal 5 Minuten in TNT gewaschen. Der Vorgang mit SA-HRP wurde an dieser Stelle wiederholt. Danach folgte ein Waschschritt für zweimal 5 Minuten in PBS. An dieser Stelle setzten wir mit dem Bad in DAB die Basisanleitung bis zum Ende fort.

Die Auswertung erfolgte unter einem Lichtmikroskop. Es wurden von zwei unabhängigen, geblindeten Untersuchern die detektierten Zellen pro Gesichtsfeld ausgezählt.

2.5 RNA-Isolation

2.5.1 Grundlagen

Für die Arbeit mit Ribonukleinsäure (RNA) waren zur Vermeidung von Hydrolyse durch ubiquitäre Ribonukleasen (RNasen) bestimmte Vorsichtsmaßnahmen unabdingbar. Dementprechend musste mit gesondertem Material, wie z.B. Glasgeräten und Chemikalien, gearbeitet werden. Während der gesamten Vorbereitungs- und Verarbeitungszeit mussten Handschuhe getragen werden, um unnötige RNase-Kontaminationen zu vermeiden. Die eingesetzten Materialien wurden ausnahmslos autoklaviert oder mit RNase-Inhibitoren gereinigt. Der in diesem Zusammenhang wichtigste RNase-Inhibitor ist Diethylpyrocarbonat 0,1% (DEPC). Sämtliche Proben wurden sofort nach Entnahme in einen RNase inhibierenden Puffer überführt (4M Guanidinium-Thiocyanat-Lösung mit 1% β-Mercaptoethanol), lysiert und bei -70°C eingefroren. Um später eine möglichst intakte RNA extrahieren und analysieren zu können, wurde sie außerhalb des Gefrierschrankes die ganze Zeit auf Eis gelagert (Schröder 1999).

2.5.2 Durchführung

Zur RNA-Isolation verwendeten wir das RNeasy Mini Kit for total RNA isolation (Quiagen, Hilden, Deutschland). Die in RNAlater verwahrten Proben wurden auf Eis aufgetaut. 30 mg Leber wurden in 600 µl β-Mercaptoethanol-RLT-Puffer aufgenommen und in einer Kugelmühle (Quiagen, Hilden, Deutschland) zweimal 2 Minuten bei 20 Hz lysiert. Es folgte eine Zentrifugation mit 14.000 rpm für 3 Minuten bei Raumtemperatur. Die RNA-Isolation erfolgte im Wesentlichen nach den Angaben des Herstellers: Dazu wurde der Überstand in ein neues Eppendorfgefäß überführt.

In dieses gab man 600 µl 70%iges Ethanol und mischte dieses mit einer Pipette. Dann wurden die Proben auf RNeasy-Mini-Säulen in Sammel-Eppendorfgefäße geladen und mit 10.000 rpm für 15 Sekunden zentrifugiert, wobei die Bindung der RNA an die Säule erfolgte. Nach einem Waschschritt führten wir bereits auf der Säule den DNase-Verdau durch. Hierfür wurde pro Probe ein Mastermix aus 10 µl DNase-Stock und 70 µl RDD-Puffer hergestellt. Davon wurden wiederum 75 µl pro Probe auf die Säule gegeben und bei Raumtemperatur für 15 Minuten inkubiert. Nach weiteren zwei Waschschritten konnte dann die RNA mittels RNase-freien Wassers von der Säule eluiert werden. Die RNA wurde bei -70°C bis zur weiteren Verarbeitung eingefroren.

2.5.3 Bestimmung der RNA-Konzentration

1. mit dem Photometer
2. mit dem Agilent 2001 Bioanalyser

Zu 1:

Sowohl RNA als auch DNA besitzen ein Absorptionsmaximum bei einer Wellenlänge von 260 nm, während das von verunreinigten Proteinen größere Wellenlängen umfasst. Zur Qualitätskontrolle eignet sich der Quotient aus der Extinktion bei 260 nm dividiert durch die Extinktion bei 280 nm. Bei reiner RNA sollte der Wert zwischen 1,8 und 2,0 liegen. Ist der berechnete Quotient stark erniedrigt, ist die RNA verunreinigt. In diesem Fall kann man versuchen, mittels Phenolextraktion die RNA weiter zu säubern. Um nun die Konzentration der RNA zu berechnen, verwendeten wir die Formel des Lambert-Beerschen Gesetzes:

$$E = c \times d \times \varepsilon$$

$$\Rightarrow c = \frac{E \times d}{\varepsilon}$$

E = Extinktion
c = Konzentration
d = Dicke/Verdünnung
ε = Koeffizient

Abb.3: Lambert-Beersches Gesetz

2 Methoden

Zu 2:

Zur Bestimmung der RNA-Konzentration verwendeten wir das RNA LabChip Kit (Agilent Technologies, Palo Alto, USA). Analog zur traditionellen Gelelektrophorese analysiert der Agilent 2001 Bioanalyser RNA, indem er diese nach Größe und Ladung auftrennt und die entstehenden Banden auswertet. Vorteile des Geräts gegenüber der herkömmlichen Gelelektrophorese sind z.B. die gleichzeitig stattfindende Detektion, die verbesserte Quantifizierung und die Automatisierung, die die RNA-Analyse sowohl vereinfacht als auch beschleunigt. Der Anleitung folgend wurde zu Beginn der Gel-Dye-Mix vorbereitet und auf einen neuen RNA-Chip geladen. Danach folgte das Laden des RNA 6000 Nano Markers. Nach anschließendem Auftragen der Leiter, wurden zuletzt die Proben wie vorgesehen auf den Chip gegeben. Innerhalb von wenigen Minuten wertete der Agilent 2001 die Daten aus und präsentierte sie anschließend (Abb.4).

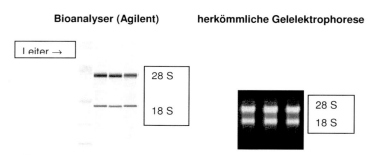

Abb.4: Exemplarische Gele zur RNA-Qualitätskontrolle, deutlich erkennbar die 18-S- und 28-S-rRNA-Banden

Die Gesamt-RNA lässt sich nach ihren biologischen Aufgaben in vier Gruppen unterteilen:
1. die messenger-RNA (mRNA); auch Boten-RNA genannt, da sie die Informationsübertragung von der DNA zum Ort der Proteinbiosynthese vornimmt;
2. die ribosomale-RNA (rRNA); sie stellt den Proteinbiosyntheseort dar;
3. die transfer-RNA (tRNA); sie ist Träger der aktivierten Aminosäuren, die während der Translation in die Polypeptidkette eingebaut werden;
4. die small-nuclear-RNA (snRNA); sie katalysiert das RNA-Spleißen und ist Bestandteil von Ribonukleoproteinen (Schröder 1999).

Die rRNA ist mit 80-90% der Hauptanteil der Gesamt-RNA. Sie besitzt zwei Hauptkomponenten mit einheitlicher Größe. Bei Eukaryonten werden diese nach ihren Sedimentationseigenschaften mit 18 S und 28 S bezeichnet. Aufgrund der Mengenverteilung zeigen sich in der Gelelektrophorese mit intakter RNA diese zwei rRNA-Banden deutlich (Abb.4). Die übrigen RNA-Gruppen werden lediglich als dünner Saum im Gel sichtbar. In der Gelelektrophorese ist es somit möglich, festzustellen, ob die RNA intakt ist. Im Gegensatz zur Photometrie kann man auch Kontaminationen durch DNA oder eine Degradation der RNA erkennen. DNA-Kontaminationen würden sich im Bereich größerer Moleküle als Banden niederschlagen, und Degradationen wären nur als *Smear* von kleineren RNA-Fragmenten bei schlecht identifizierbarer rRNA zu erkennen.

2.6 Polymerasekettenreaktion

2.6.1 Grundlagen

Die Polymerasekettenreaktion (PCR) ist eine Methode, mit der es möglich ist, kleinste Mengen von Desoxyribonukleinsäure (DNA) exponentiell zu vermehren und sie somit einer Analyse schnell zugänglich zu machen. Das Prinzip der PCR ähnelt dem Reaktionsablauf der natürlichen Replikation mit der Besonderheit einer zyklischen Wiederholung der Reaktionsschritte (25-40x). In einem Thermocycler, bei dem Temperatur, Zeit pro Reaktionsschritt sowie die Zyklenzahl individuell programmiert werden können, läuft die PCR in drei Phasen ab.

In der ersten Phase wurde die eingesetzte DNA durch Aufschmelzung bei etwa 95°C denaturiert. Anschließend wurden die beiden entstandenen DNA-Einzelstränge an jeweils zwei synthetische Oligonukleotide, so genannte *Primer*, gekoppelt. Die Primer waren spezifisch komplementär zu der einzelsträngigen DNA-Sequenz und gegenläufig. Somit wurde nur das gewünschte DNA-Fragment markiert. Diese zweite Phase, die bei etwa 60°C abläuft, bezeichnet man als *Annealing*. Zuletzt fand in der dritten Phase, der *Elongation*, bei etwa 72°C eine Verlängerung durch eine DNA-Polymerase 2 statt. Hierbei handelt es sich um die so genannte *Taq-Polymerase*, einem Enzym des Bakteriums *Thermus aquaticus*. Die DNA-Polymerase 2 setzte am 3'OH-Ende der Primer an und war hitzestabil. Deswegen konnte die Reaktion wiederholt werden, ohne bei jedem Zyklus neues Enzym hinzugeben zu müssen. Schließlich entstanden also zwei DNA-Fragmente. Das bedeutete, dass bei jedem Zyklus eine Verdopplung stattfand. Um diese Methode auch bei RNA anwenden zu können, musste diese erst mittels reverser Transkriptase (RT) in cDNA umgeschrieben werden. Dazu wurden spezielle Polymerasen benötigt, die aus Retroviren gewonnen werden und zur Transkription von RNA in DNA fähig sind. Ein weiteres Hindernis war die resultierende einzelsträngige DNA, da die DNA-Polymerase nur an Doppelstränge binden kann. Aus diesem Grund wurden Random-Hexamere als Primer eingesetzt. Diese können sich an unterschiedliche Sequenzen der DNA anlagern und dienen dadurch der Polymerase als Startpunkte (Bangsow & Male 1999).

In unseren Experimenten verwendeten wir das Verfahren der Realtime-PCR. Dieses bietet neben der Vervielfältigung der Nukleinsäuren die Möglichkeit der Quantifizierung im Zeitverlauf der einzelnen PCR-Zyklen. Die entstandene Produktmenge wird in Echtzeit gemessen, deshalb auch der englische Begriff *realtime*. Die RNA-Menge des Zielgens wird durch die Amplifikation eines so genannten *housekeeping*-Gens (Applied Biosystems, Warnington, USA), das in seiner Konzentration pro Zelle stets annähernd konstant ist, normalisiert.

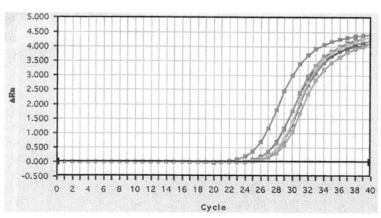

Abb.5: Darstellung der Amplifikation in der Realtime-PCR

2.6.2 Reverse Transkription

Für die umgekehrte Transkription von RNA in cDNA mittels eines Retrovirus verwendeten wir das Reverse Transcription Core Kit (Eurogentec, Seraing, Belgien). Zuerst wurden die zu verarbeitenden RNA-Proben auf Eis aufgetaut. Währenddessen konnte der Master Mix vorbereitet werden. Dieser bestand für jeweils eine Probe aus 1 µl 10-fach konzentriertem Reaction Buffer, 2 µl 25 mM $MgCl_2$-Solution, 2 µl 2,5 mM dNTP-Solution, 0,5 µl Random Nonamer, 0,2 µl RNase-Inhibitor und 0,25 µl EuroScript RT, wobei es sich bei letzterem um den Retrovirus handelt.

Die reverse Transkription geschah nach folgendem Temperaturprotokoll:
1. Phase: 10 Minuten bei 25 °C
2. Phase: 30 Minuten bei 48 °C
3. Phase: Inaktivierung der RT-Enzyme 5 Minuten Inkubation bei 95 °C
4. Phase: Abkühlung auf 4 °C.

Nach Ablauf des Programms wurden die Proben bei -70 °C eingefroren.

2.6.3 Schmelzkurve

Diese zusätzliche Technik dient der Überprüfung der Spezifität des Taqman-Produkts, falls zum Nachweis des Amplikons SYBRGreen verwendet worden ist, welches potentiell auch unspezifische, doppelsträngige DNA, wie z.B. Primer-Dimere nachweist.

Die Reaktionsprodukte wurden zunächst für 15 Sekunden auf 95 °C aufgeheizt, dann für 20 Sekunden auf 60 °C abgekühlt. Abschließend wurden sie über eine Zeitspanne von 5 Minuten bis auf 95 °C erhitzt und diese Temperatur dann für 15 Sekunden gehalten. Diese fünfminütige Zeitspanne spiegelte den Schmelzbereich wider. Während der ganzen Zeit wurde kontinuierlich eine Fluoreszenz aufgezeichnet. Bei Überschreiten der Schmelztemperatur des jeweiligen Produkts, kam es durch den kooperativen Aufschmelzprozess der dsDNA zu einem Signalabfall. Mit Hilfe der Schmelzkurve des No-Template-Controls, der Negativkontrolle, konnten nun z.B. Aussagen über Verunreinigungen durch Primer-Dimere oder andere Nebenprodukte gemacht werden. Primer-Dimere haben einen niedrigeren Schmelzpunkt als spezifische PCR-Produkte.

2.6.4 PCR-Versuchsbedingungen

Folgende PCR-Bedingungen erwiesen sich für die einzelnen PCR-Assays als optimal:

1. Denaturierung bei 95 °C
2. Annealing bei 60 °C
3. Elongation bei 72 °C.

Tab.2: Übersicht der verwendeten Gene und ihrer Primersequenzen

Zielgen	5'- nach 3'-Primersequenz	Basenpaarlänge	Ensembl-ID
Fetuin-A			
sense	CCT GAC TCC GTT CAA CGA TAC C	139 bp	ENSMUST
antisense	GAG TAG ACA CTG GGA GAG GCT GA		00000023583
probe	TAMRA-CCG TCA ACA CTG CCC TGG CTG C-FAM		
TGF beta			
sense	GCA ACA TGT GGA ACT CTA CCA GAA	105 bp	Ensembl
antisense	GAC GTC AAA AGA CAG CCA CTC A		00000002678
probe	TAMRA-ACC TTG GTA ACC GGC TGC TGA CCC-FAM		
SAA 2			
sense	GGC TGG AAA GAT GGA GAC AAA TAC	258 bp	EnsemblTranscript
antisense	GCC TTC TGA ACT AAT AGG AGG ACT CTC		00000006955

2.7 ELISA

2.7.1 Grundlagen

ELISA ist ein immunologisches Verfahren, welches ermöglicht, einzelne Proteine nachzuweisen. Man nutzt den Mechanismus der Antikörper-Antigen-Reaktion. Es werden Proben auf ein mit bestimmten Antikörpern versehenes Trägermedium gegeben. Ist in einer Probe das gesuchte Protein vorhanden, bildet sich ein Antikörper-Antigen-Komplex, und durch eine enzymatisch gesteuerte Reaktion entsteht ein Farbniederschlag. Die Farbintensität ist proportional zur enthaltenen Proteinmenge.

2.7.2 Durchführung

Wir verwendeten den Quantikine human TGF-β_1 ELISA (R&D Systems, Minneapolis, USA). Dieser Assay bietet den Vorteil, dass als spezifischer Capture-Antikörper der rekombinante TGF-β-Rezeptor verwendet wird. Dadurch kann hochspezifisch aktives TGF-β nachgewiesen werden. Die Aktivierung der Samples erfolgte zuvor durch Ansäuerung mit Salzsäure. Die Proben und Standards wurden gelöst in Verdünnungspuffer in die Wells gegeben. Dann wurde die Platte mit einer Folie luftdicht verschlossen und für 2 Stunden bei Raumtemperatur inkubiert. Es folgte ein Aspirations-Waschschritt mit 400 µl Waschpuffer. Dieser Vorgang wurde noch zweimal wiederholt. Nun wurden 100 µl des Detektions-Antikörpers pro Well zugegeben. Wieder wurde die Platte mit einer neuen Folie verschlossen und für 2 Stunden bei Raumtemperatur inkubiert. Anschließend wiederholten wir den Aspirations-Waschschritt. Dann wurden 100 µl des Streptavidin-HRP-Puffers aufgetragen und die verschlossene Platte für 20 Minuten bei Raumtemperatur inkubiert. Wir wiederholten erneut den Aspirations-Waschschritt. Danach wurden 100 µl Substrate-Solution in jedes Well gegeben und für 20 Minuten bei Raumtemperatur inkubiert. Mit Zugabe von 50 µl Stop-Lösung wurde die gelbliche Farbreaktion angehalten. Anschließend bestimmten wir mit einem ELISA-Reader die Extinktion jedes einzelnen Wells bei 540 nm und ermittelten die TGF-β-Konzentration durch Vergleich mit einer Standardkurve ansteigender TGF-β-Konzentrationen.

2.8 DNA-Klonierung

2.8.1 Grundlagen

Die Klonierung eines Gens ermöglicht dessen weitere Analyse, da die DNA hier in reiner Form gewonnen und amplifiziert werden kann. Man unterscheidet die Klonierung von genomischer DNA und von cDNA. Im ersten Fall wird das Genom der ganzen Zelle repräsentiert. Man erhält eine genomische DNA-Bank, die der Isolation von Genen und intergenischen DNA-Sequenzen dient. Im zweiten Fall, wie in unserem, wird die mRNA einer Zelle isoliert, in cDNA umgeschrieben und diese kloniert. Folglich gewinnt man eine cDNA-Bank, welche die mRNA der Zelle repräsentiert. Diese eignet sich zur Isolation von DNA-Abschnitten, die Proteine kodieren (Appelhans & Manns 1999). Die Klonierung von DNA läuft in folgenden 6 Schritten ab:

1. Isolation von DNA und Plasmid-DNA (z.B. aus E. coli)
2. Schneiden der DNA und des Plasmids mittels eines Restriktionsenzyms
3. Ligation von DNA-Fragmenten mit der Plasmid-DNA
4. Transformation von Bakterien mit dem rekombinanten Plasmid
5. Selektion von Bakterienklonen mit aufgenommenem Plasmid
6. Isolierung des Klons mit dem gesuchten DNA-Fragment.

2.8.2 Isolation der DNA

In unserem Fall gewannen wir die notwendigen DNA-Proben durch die Umwandlung unserer isolierten mRNA mittels RT in cDNA. Die cDNA wurde anschließend in einer PCR amplifiziert. In einer Elektrophorese konnten wir die gewünschten DNA-Banden nachweisen und diese unter einem UV-Transilluminator mit einem sterilen Skalpell ausschneiden. Mit Hilfe des MinElute Gel Extraction Kits (Quiagen, Hilden, Deutschland) konnten wir die DNA aus dem Agarosegel isolieren. Hierfür wurden die DNA-Banden gewogen und in beschriftete Eppendorfgefäße gegeben (maximal 400 mg/Eppendorfgefäß). Auf 1 Volumen Gel kamen 3 Volumen des QG-Puffers (pH $\cong$ 7,5). Die Proben wurden dann für 10 Minuten bei 50°C unter Vortexen inkubiert. Nun fügten wir pro Volumen Gel ein Volumen Isopropanol hinzu und mischten den Inhalt der Eppendorfgefäße durch Kippen. Um die gelöste DNA zu binden, wurde sie auf MinElute-Säulen gegeben und mit 13.000 rpm für eine Minute zentrifugiert. Nach zweimaligem Waschen der Säulen konnte durch Zugabe von 20 µl RNase-freiem Wasser mittels Zentrifugation bei 13.000 rpm für eine Minute die DNA von der Membran eluiert werden.

2.8.3 Restriktion und Ligation der DNA

Mit Hilfe des pGEM-T-Vektors (Promega, Madison, USA) konnten wir unsere PCR-Produkte schnell und effizient klonieren. Dieser Vektor hat den Vorteil eines synthetisch hergestellten T-Überhangs. In Verbindung mit dem üblicherweise von Taq-Polymerasen synthetisierten *Poly-A-Tail* am 5'-Ende der Transkription entsteht so spontan ein *sticky-end* mit dem Vektor, ohne dass ein Restriktionsverdau vor der Ligation erfolgen muss.

Die DNA-Proben wurden mit einem Mastermix aus 2-fach konzentriertem Rapid Ligation Buffer, pGEM-T-Vektor, T4-DNA-Ligase und nach Bedarf RNase-freiem Wasser über Nacht bei 4 °C inkubiert, um eine maximale Ausbeute zu erhalten.

2.8.4 Transformation von Bakterien und Selektion der Bakterienklone

Nun wurden unsere Ligationsprodukte in einem nächsten Schritt transformiert, d.h. in ein Bakterium eingebracht. Für diesen Vorgang benötigt man Plasmide, die ein selektierbares Markergen, in unserem Fall eine Ampicillinresistenz, tragen und kompetente Zellen, bei denen durch physikalische und/oder chemische Behandlung die Fähigkeit der externen DNA-Aufnahme verstärkt wird. Hierbei handelt es sich um Bakterien, wie z.B. die von uns verwendeten E. coli. Wir arbeiteten nach der $CaCl_2$-Methode. Zur Generation kompetenter Zellen impften wir 200 ml LB-Medium mit E. coli und kultivierten es bis zu einer Zelldichte von OD_{600} = 0,3 bei 37 °C. Dies war die frühe Wachstumsphase, auch *log phase* genannt. Die Zellen wurden nach 15-minütiger Abkühlung auf Eis mit 6.000 rpm für 10 Minuten zentrifugiert. Der Überstand wurde verworfen und das Pellet in 20 ml eiskaltem 0,1 M $CaCl_2$ resuspendiert. Nach erneuter Zentrifugation mit 2.500 rpm für 10 Minuten wurde der vorherige Schritt wiederholt. Anschließend ließen wir die suspendierten Bakterienzellen auf Eis für 30 Minuten ruhen. Nach abermaligem Abzentrifugieren und Resuspendieren wurde 1 ml 60%iges Glycerin hinzugegeben und die Zellen zu je 200 µl in Eppendorfgefäßen aliquotiert und bei -70 °C eingefroren.

Die Transformation erfolgte nach der Hitzeschock-Methode. Hierfür tauten wir eines der Aliquots der kompetenten Zellen auf Eis auf und mischten es mit unseren Ligationsprodukten. Es folgte eine Inkubation für 30 Minuten. Während eines Hitzepulses von 42°C für 3 Minuten erfolgte die DNA-Aufnahme. Nun musste der Ansatz nochmals für 3 Minuten auf Eis gestellt werden. Zur Regeneration der Zellen wurden 900 µl LB-Medium hinzugegeben und etwa für 1 Stunde bei 37°C geschüttelt. Anschließend erfolgte nach Abzentrifugieren der Zellen mit 6.800 rpm für 3 Minuten eine Resuspension in 50 µl Medium. Nun wurden die Zellen auf Selektionsmedium (LB-Ampicillin-Platten) ausplattiert und über Nacht bei 37°C inkubiert.

Wir kontrollierten die Transformation mittels PCR und Gelelektrophorese. Dazu wurden einzelne Kolonien in frischem Medium über Nacht kultiviert und die Zellen dann durch Erhitzen auf 95°C lysiert. Nach Zentrifugation der Zellen wurde aus einem Aliquot des Überstands eine PCR mit den entsprechenden sequenzspezifischen Primern angesetzt. Die PCR-Produkte wurden im Folgenden auf einem Kontrollgel nachgewiesen.

2.8.5 DNA-Midi-Präparations

Zuletzt folgte die Isolierung unseres Klons mit dem gesuchten DNA-Fragment. Einzelne Bakterienkolonien wurden dazu entnommen und in mit 20 ml Ampicillin angeimpftes Medium gegeben und über Nacht bei 37°C inkubiert. Mittels alkalischer Lyse, nach dem von Birnboim und Doly beschriebenen Verfahren, konnten wir am nächsten Tag unsere Plasmid-DNA isolieren (Birnboim & Doly 1979).

Nach Abzentrifugation wurde das Bakteriensediment in 4 ml Resuspensionspuffer gelöst. In diesem Puffer ist RNase A enthalten, welche bereits während der Lyse der Bakterien die vorhandene RNA abbaut. Nun wurden mit Hilfe eines Neutralisierungspuffers die DNA, Proteine und Zelltrümmer ausgefällt. Diese setzten sich an der Oberfläche des Lysats ab. Zur Aufreinigung der gewünschten DNA gaben wir das Lysat auf eine Anionenaustauscher-Säule, welche die DNA bindet, jedoch nicht die RNA, Proteine und andere Kontaminationen. Nach Verwerfen des Durchlaufs konnte die DNA mit Hilfe eines Elutionspuffers gelöst und dann mit Isopropanol präzipitiert werden. Nach erneuter Zentrifugation und einem Waschschritt mit 70%igem Ethanol, erfolgte die Resuspension der DNA in 100 µl RNase-freiem Wasser. Die Konzentration der gewonnenen DNA konnten wir mittels Photometer wie bereits beschrieben ermitteln.

2.9 TGF-β_1-Analyse

Zur Untersuchung, in wieweit Fetuin-A ein Antagonist der TGF-β-Bioaktivität ist, verwendeten wir einen TGF-β-Bioassay an genetisch veränderten Mink-Lung-Zellen. Diese Zellen sind stabil mit einem TGF-β-responsiblen Gen, dem Plasminogen-Aktivator-Inhibitor-Promotor (PAI-1), transfiziert. Zusätzlich wurde down-stream des PAI-Promotors die firefly-Luciferase kloniert, so dass eine TGF-β-Wirkung dosisabhängig zu einer messbaren Zunahme der Luciferaseaktivität führte, welche kumulativ gemessen werden konnte. Die PAI/L-Zellen wurden von Daniel B. Rifkin Ph. D. zur Verfügung gestellt (New York, USA). Als „proof of principle", das mit diesem Assay biologische Inhibitoren von TGF-β gemessen werden können, verwendeten wir zum Vergleich den natürlichen Inhibitor *latency associated protein* (LAP). 4×10^4-PAI/L-Zellen wurden pro Well auf einer 96-Well-Platte angelegt. Gereinigtes Fetuin-A in 1 mg/ml und rekombinantes TGF-β_1 (R&D Systems, Minneapolis, USA) wurden in einem Assaymedium, in welchem 0,1 % BSA enthalten war, bei Raumtemperatur für 1,5 Stunden inkubiert. Danach wurden sie zu den PAI/L-Zellen gegeben. Nach einer 20-stündigen Inkubationszeit bestimmten wir die Luciferaseaktivität mit Hilfe des Steady-Glo Luciferase Assay Systems (Promega, Madison, USA). Zum Vergleich wurde dieses Experiment mit LAP (200 ng/ml) als bekanntem Inhibitor der TGF-β-Aktivität auf den MLECs parallel durchgeführt (Abe et al. 1994).

2.10 Apoptosenachweis

Apoptose bezeichnet den programmierten Zelltod. Dieser kann sowohl über eine intrinsische als auch über eine extrinsische Kaskade aktiviert werden. Über Induktion von Caspasen, einer Gruppe von Cysteinproteasen, die vor allem in apoptotischen Zellen aktiv sind, kommt es so zum Absterben der Zellen (Abb.6). Die morphologischen Zellveränderungen während der Apoptose wurden erstmals von Kerr et al. in Leberzellen beschrieben (Kerr et al. 1972).

Die in Formalin fixierten Schnitte wurden mit der CytoDEATH-Färbung (Roche Diagnostics, Mannheim, Deutschland) untersucht. Der Antikörper M30 CytoDEATH erkennt spezifische Caspase-Spaltprodukte in Cytokeratin 18, welche typisch für frühe Apoptosevorgänge sind. Wir verfuhren nach obiger Basisanleitung für Immunhistochemie. Als ersten Anitkörper verwendeten wir M30 CytoDEATH (Verdünnung 1:250 für die FCl-Mäuse, 1:1000 für die Hx-Mäuse; beide Verdünnungen in 1% BSA/PBS). Biotinyliertes Anti-mouse-IgG (Verdünnung 1:600 in 1% BSA/PBS) setzten wir als zweiten Antikörper ein. Die Auswertung erfolgte ebenfalls unter einem Lichtmikroskop. Von zwei unabhängigen, geblindeten Untersuchern wurden die apoptotischen Zellen pro Gesichtsfeld gezählt.

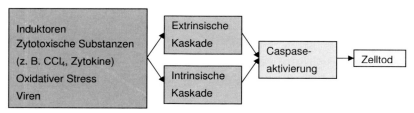

Abb.6: Schematische Darstellung der Apoptoseinduktion

2.11 Statistische Auswertung

Mittels des Kolmogorov-Smirnov-Tests wurden sämtliche Ergebnisse der jeweiligen Messung auf eine Normalverteilung überprüft. Traf dies zu, schlossen wir in der weiteren Auswertung Parameter wie Mittelwert, Standardabweichung und Standardfehler an. Mit Hilfe des t-Tests konnten wir signifikante Unterschiede in den Ergebnissen ermitteln, wobei die Irrtumswahrscheinlichkeit bei <5% ($p<0,05$) lag. Sämtliche statistische Berechnungen wurden mit Hilfe von SPSS Version 15.0 (2006) durchgeführt.

3 Ergebnisse

3.1 CCl$_4$-induzierte Leberfibrose

3.1.1 Gewichtsverlauf und Serumlabor bei CCl$_4$-induzierter Leberfibrose

Um etwaige Unterschiede im Krankheitsverlauf zwischen Wildtyp- und fetuindefizienten Tieren in Bezug auf akute und chronische CCl$_4$-Administration zu erfassen, untersuchten wir die Mäuse einen Tag nach der ersten CCl$_4$-Gabe sowie nach 42 und 56 Tagen. Die CCl$_4$-Gabe erfolgte zweimal wöchentlich.

a) Gewichtsverlauf

Am ersten Tag nach der CCl$_4$-Injektion verloren sowohl die Wildtyp- als auch die fetuindefizienten Tiere an Körpergewicht (WT 17,5±0,2 g → 15,7±0,68 g gegenüber Fet-A-/- 17,3±0,21 g → 15,0±0,85 g; WT §p<0,01. Fet-A-/- §p<0,01). Ebenso war bei beiden Populationen 42 Tage nach CCl$_4$-Gabe ein signifikanter Gewichts-Peak im Vergleich zu den Kontrollen zu verzeichnen (WT 21,9±2,07 g gegenüber Kontrolle 17,48±1,15 g; §p<0,01; sowie Fet-A-/- 20,5±0,8 g gegenüber Kontrolle 17,32±1,17 g; §p<0,01). Während die Wildtyptiere das Niveau nach 56 Tagen in etwa hielten, nahm das Gewicht der fetuindefizienten Mäuse noch leicht zu (WT 21,7±1,09 g gegenüber Fet-A-/- 22,6±1,0 g; WT §p<0,01, Fet-A-/- §p<0,01).

3 Ergebnisse

Tab.3: Gesamtgewichtsverlauf von Wildtyp- und fetuindefizienten Tieren 1 Tag, 42 Tage und 56 Tage nach Krankheitsinduktion mittels CCl_4 im Vergleich zu Kontrolltieren; dargestellt sind Mittelwerte und Standardabweichungen; § signifikante Werteanstiege im Vergleich verschiedener Messzeitpunkte zur Kontrolle bei gleichem Genotyp

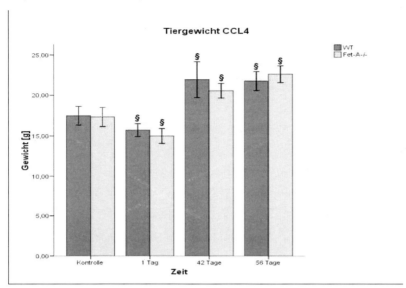

Die Messungen des Lebergewichts zeigten einen ähnlichen Verlauf. Es gab erneut bei beiden Mausgruppen einen Peak 42 Tage nach CCl_4-Injektion (1 Tag: WT 0,9±0,04 g gegenüber Fet-A-/- 0,9±0,09 g; 42 Tage: WT 1,2±0,17 g gegenüber Fet-A-/- 1,3±0,1 g; WT §p<0,01, Fet-A-/- §p<0,01). Nach 56 Tagen ergaben sich vergleichbare Messwerte für die Wildtyp- und die fetuindefizienten Tiere (WT 1,3±0,12 g gegenüber Fet-A-/- 1,4±0,1 g; WT §p<0,01, Fet-A-/- §p<0,01).

Folglich zeigen die Wildtyp- und die fetuindefizienten Tiere einen ähnlichen Krankheitsverlauf bezüglich des Leber- und des Gesamtgewichts.

Tab.4: Lebergewichtsverlauf von Wildtyp- und fetuindefizienten Tieren 1 Tag, 42 Tage und 56 Tage nach Krankheitsinduktion mittels CCl_4; dargestellt sind Mittelwerte und Standardabweichungen; § signifikante Werteanstiege im Vergleich verschiedener Messzeitpunkte zu Tag 1 bei gleichem Genotyp

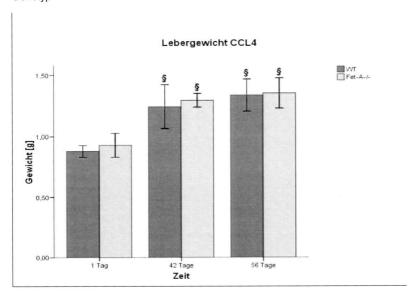

b) Serumlabor

Bereits einen Tag nach der ersten CCl_4-Injektion stieg die Alanin-Aminotransferase-Konzentration (ALT) im Serum in beiden Genotypen auf ein Maximum (WT 1217,10±57,51 U/l gegenüber Fet-A-/- 1098,47±27,75 U/l; WT *p<0,04, §p<0,01, Fet-A-/- §p<0,01). Nach 42 und 56 Tagen sanken die Serumwerte der ALT auf ein annähernd gleiches Niveau ab. Sie waren jedoch weiterhin erhöht im Vergleich zu den Kontrollen (42 Tage: WT 288,58±16,11 U/l und Fet-A-/- 261,37±23,16 U/l gegenüber Kontrolle 43,1±14,6 U/l; WT §p<0,01, Fet-A-/- §p<0,01; 56 Tage: WT 292,40±32,92 U/l und Fet-A-/- 761,03±13,61 U/l gegenüber Kontrolle 43,1±14,6 U/l; WT §p<0,01, Fet-A-/- §p<0,01).

3 Ergebnisse

Tab.5: ALT-Serumwerte von Wildtyp- und fetuindefizienten Tieren: 1 Tag, 42 Tage und 56 Tage nach Krankheitsinduktion mittels CCl_4 im Vergleich zu Kontrolltieren; dargestellt sind Mittelwerte und Standardabweichungen; § signifikante Werteanstiege im Vergleich verschiedener Messzeitpunkte zur Kontrolle bei gleichem Genotyp; * signifikante Werteanstiege im Vergleich beider Genotypen zu gleichen Messzeitpunkten

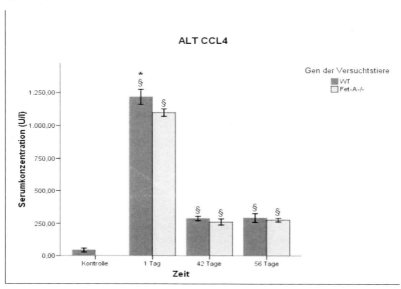

3.1.2 Histologische Untersuchungen der CCl_4-Tiere

3.1.2.1 Fibrosestadien bei CCl_4-induzierter Leberfibrose

In der Pikro-Siriusrot-Färbung zeigte sich im Verlauf der chronischen CCl_4-Applikation eine deutliche Zunahme der Fibrosesepten bei Wildtyp- und fetuindefizienten Tieren (1 Tag: WT 0±0 und Fet-A-/- 0±0 gegenüber 42 Tagen: WT 2,25±0,38 und Fet-A-/- 1,94±0,17; §p <0,01; sowie 1 Tag gegenüber 56 Tagen: WT 2,5±0,41 und Fet-A-/- 1,94±0,5; §p< 0,01). Mit Hilfe des semiquantitativen Fibrose-Scores stellten wir fest, dass die Fibrogenese bei Wildtyptieren gegenüber der bei fetuindefizienten Mäusen deutlich gesteigert war. Während die Fibrose der fetuindefizienten Mäuse zwischen 42 und 56 Tagen im Mittel nicht weiter zunahm, verzeichneten wir bei den Wildtyptieren eine progrediente Matrixakkumulation.

3 Ergebnisse

Tab.6: Fibrosestadien bei CCl$_4$-induzierter Leberfibrose von Wildtyp- und fetuindefizienten Tieren nach 1 Tag, 42 Tagen und 56 Tagen; dargestellt sind Mittelwerte und Standardabweichungen; [§] signifikante Werteanstiege im Vergleich verschiedener Messzeitpunkte zu Tag 1 bei gleichem Genotyp; * signifikante Werteanstiege im Vergleich beider Genotypen zu gleichen Messzeitpunkten

F0 no fibrosis
F1 portal fibrosis with moderate fibrous expansion of portal area
F2 septal fibrosis with numerous fibrous septa
F3 bridging fibrosis with portal-portal septa

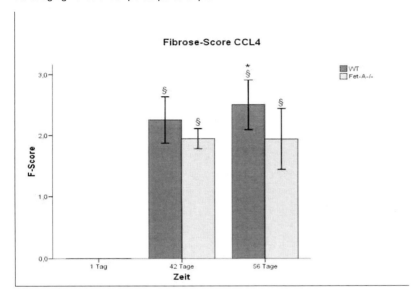

Abb.7: Pikro-Siriusrot-Färbung bei CCl$_4$-induzierter Leberfibrose nach 1 Tag

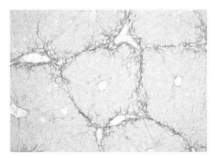

Abb.8: Pikro-Siriusrot-Färbung bei CCl$_4$ induzierter Leberfibrose nach 56 Tagen

3 Ergebnisse

3.1.2.2 Immunhistochemischer Nachweis der Hepatozytenproliferation bei CCl_4-induzierter Leberfibrose

Mit Hilfe der immunhistochemischen BrdU-Kernfärbung untersuchten wir die Hepatozytenproliferation. Zum Akut-Zeitpunkt 1 Tag nach der ersten CCl_4-Gabe konnten wir weder bei Wildtyp- noch bei fetuindefizienten Tieren eine erhöhte Hepatozytenproliferation feststellen (WT 0±0 pos. Zellen/Gesichtsfeld gegenüber Fet-A-/- 0±0 pos. Zellen/Gesichtsfeld). Nach 42 und 56 Tagen kam es zu einem deutlichen Anstieg der Hepatozytenproliferation. Bereits nach 42 Tagen bestand ein Trend zu erhöhter Hepatozytenproliferation bei den Wildtyptieren gegenüber den fetuindefizienten Mäusen (WT 3,47±2,9 pos. Zellen/Gesichtsfeld gegenüber Fet-A-/- 1,63±1,2 pos. Zellen/Gesichtsfeld; $^§p < 0,01$). Dieser Unterschied vergrößerte sich 56 Tage nach CCl_4-Applikation signifikant (WT 10,87±4,82 pos. Zellen/Gesichtsfeld gegenüber Fet-A-/- 5,3±2,45 pos. Zellen/Gesichtsfeld; *p ≤ 0,05, $^§p < 0,02$).

Tab.7: Detektion von Zellwachstum anhand der BrdU-Kernfärbung in Leberschnitten von Wildtyp- und fetuindefizienten Tieren nach 1 Tag, 42 Tagen und 56 Tagen; dargestellt sind Mittelwerte und Standardabweichungen; § signifikante Werteanstiege im Vergleich verschiedener Messzeitpunkte zu Tag 1 bei gleichem Genotyp; * signifikante Werteanstiege im Vergleich beider Genotypen zu gleichen Messzeitpunkten

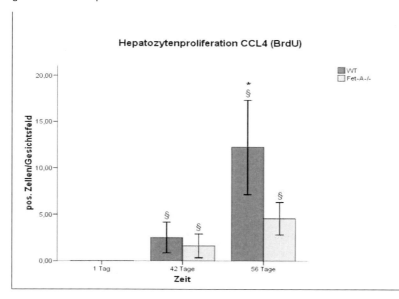

3.1.2.3 Immunhistochemische Apopotosedetektion bei CCl_4-induzierter Leberfibrose

Bezüglich der Apoptosefärbung mit CytoDeath bestand kein deutlicher Unterschied zwischen Wildtyp- und fetuindefizienten Tieren. Beide Mausgruppen verzeichneten einen leichten Anstieg der apoptotischen Zellen im Verlauf der Wochen, wie wir mittels des Apoptose-Scores feststellten. Die Wildtyp-Tiere unterlagen dem größten Zellzerfall zwischen Tag 1 und Tag 42 (1 Tag: WT 0,12±0,1 pos. Zellen/Gesichtsfeld gegenüber 42 Tagen: WT 0,56±0,31 pos. Zellen/Gesichtsfeld; $^§p<0,01$). Bis zum Zeitpunkt von 56 Tagen kam es nur noch zu einer mäßigen Zunahme an apoptotischen Zellen (56 Tage: WT 0,8±0,6 pos. Zellen/Gesichtsfeld; $^§p<0,04$). Im Vergleich dazu stieg der Apoptoseanteil in den Leberschnitten der fetuindefizienten Mäuse mit etwas Verzögerung an, erreichte jedoch im Endeffekt ein ähnliches Niveau. Zwischen Tag 1 und Tag 42 erfolgte nur eine geringe Zellzerfallrate (1 Tag: Fet-A-/- 0,18±0,17 pos. Zellen/Gesichtsfeld gegenüber 42 Tagen: Fet-A-/- 0,36±0,22 pos. Zellen/Gesichtsfeld). Etwas verspätet kam es hier zu einem deutlicheren Anstieg zwischen Tag 42 und Tag 56 (56 Tage: Fet-A-/- 0,87±0,44 pos. Zellen/Gesichtsfeld; $^§p<0,01$).

3 Ergebnisse

Tab.8: Apoptosenachweis in Leberschnitten von Wildtyp- und fetuindefizienten Tieren mittels eines Apoptose-Scores nach 1 Tag, 42 Tagen und 56 Tagen; dargestellt sind Mittelwerte und Standardabweichungen; § signifikante Werteanstiege im Vergleich verschiedener Messzeitpunkte zu Tag 1 bei gleichem Genotyp

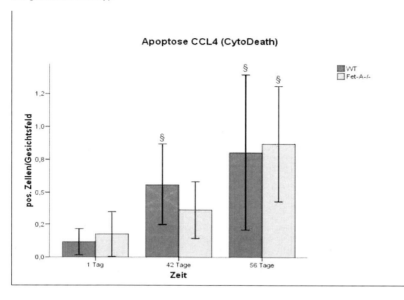

Abb.9: Apoptose-Färbung bei CCl_4-induzierter Leberfibrose nach 1 Tag

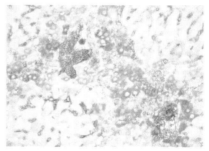

Abb.10: Apoptose-Färbung bei CCl_4-induzierter Leberfibrose nach 56 Tagen

3.2 Partielle Hepatektomie

3.2.1 Histologische Auswertung nach partieller Hepatektomie

3.2.1.1 Immunhistochemischer Nachweis der Hepatozytenproliferation nach partieller Hepatektomie

Die Wildtyptiere zeigten in der BrdU-Kernfärbung einen Proliferationspeak der Hepatozyten 24 Stunden nach partieller Hepatektomie (WT 17,41±13,2 pos. Zellen/Gesichtsfeld gegenüber Kontrolle 1,06±0,33 pos. Zellen/Gesichtsfeld; *$p<0,02$, $^§p<0,02$). 36 und 60 Stunden nach partieller Hepatektomie war bei den Wildtyptieren weiterhin eine große Anzahl an BrdU-positiven Zellen sichtbar (36 Stunden: WT 8,57±4,4 pos. Zellen/Gesichtsfeld; $^§p<0,05$; 60 Stunden: WT 14,44±10,7 pos. Zellen/Gesichtsfeld; $^§p<0,05$). Im Gegensatz dazu zeigten die fetuindefizienten Mäuse nach 24 Stunden fast keine BrdU-positiven Zellen. (Fet-A-/- 0,25±0,08 pos. Zellen/Gesichtsfeld gegenüber Kontrolle 0,5±0,25 pos. Zellen/Gesichtsfeld). Nach 36 und 60 Stunden proliferierten die Leberzellen der fetuindefizienten Mäuse jedoch wesentlich stärker als die der Wildtyptiere (36 Stunden: Fet-A-/- 18,9±12,71 pos. Zellen/Gesichtsfeld; 60 Stunden: Fet-A-/- 27,5±24,8 pos. Zellen/Gesichtsfeld). 168 Stunden nach partieller Hepatektomie fielen die Wachstumswerte bei beiden Mausgruppen wieder annähernd auf Normalniveau zurück (WT 0,77±0,04 pos. Zellen/Gesichtsfeld und Fet-A-/- 1,43±0,63 pos. Zellen/Gesichtsfeld). Folglich regenerierten sowohl die Wildtyp- als auch die fetuindefizienten Tiere ihr ursprüngliches Lebergewicht in einer Woche ±10% (Lebergewicht in % des Gesamtgewichts zum Zeitpunkt 0: 4,6±0,3% gegenüber 4,4±0,1% und 168 Stunden nach pHx: 5,3±0,6% gegenüber 4,8±0,1%). Die Leberregeneration der fetuindefizienten Mäuse setzte im Vergleich zu den Wildtyptieren zwar etwas verzögert ein, erreichte aber durch eine höhere Wachstumsrate im Zeitraum einer Woche ein vergleichbares Endgewicht.

3 Ergebnisse

Tab.9: Detektion von Zellwachstum anhand der BrdU-Doppelkernfärbung in Leberschnitten von Wildtyp- und fetuindefizienten Tieren nach 2, 24, 36, 60 und 168 Stunden im Vergleich zu Kontrolltieren; dargestellt sind Mittelwerte und Standardabweichungen; [§] signifikante Werteanstiege im Vergleich verschiedener Messzeitpunkte zur Kontrolle bei gleichem Genotyp; * signifikante Werteanstiege im Vergleich beider Genotypen zu gleichen Messzeitpunkten

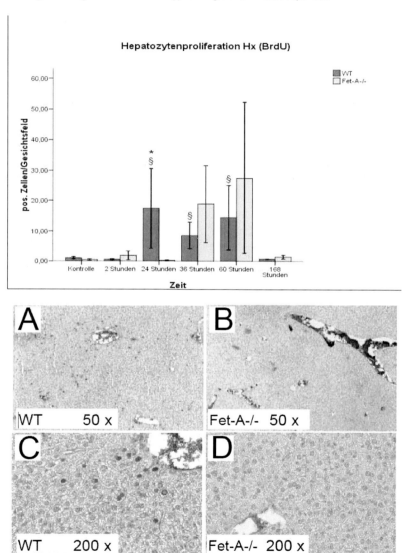

Abb.11: BrdU-Kernfärbung 24 Stunden nach partieller Hepatektomie in Wildtyptieren (A, C) im Vergleich zu fetuindefizienten Mäusen (B, D)

3.2.1.2 Immunhistochemische Apoptosedetektion nach partieller Hepatektomie

Hohe TGF-β_1-Spiegel können Apoptose induzieren. Da Apoptose über Zelltod zur Verminderung der Zellzahl führt, könnte dies ein Grund für die verzögerte Proliferation der fetuindefizienten Hx-Mäuse sein. Um dies zu untersuchen, nutzten wir einen Apoptosescore mittels CytoDeath-Färbung.

Die Verlaufskurven der beiden Mauspopulationen verglichen mit den Kontrollen waren jedoch sehr ähnlich. Nach 2 Stunden kam es bei den Wildtyptieren im Vergleich zu den fetuindefizienten Mäusen zu einer verminderten Apoptoseaktivität (WT 0,6±0,51 pos. Zellen/Gesichtsfeld gegenüber Fet-A-/- 1,16±0,72 pos. Zellen/Gesichtsfeld). Nach 24 Stunden erreichten beide Mausgruppen ein Minimum an Apoptose-positiven Zellen gegenüber der Kontrolle (WT 0,18±0,04 pos. Zellen/Gesichtsfeld gegenüber Kontrolle 1,03±0,23 pos. Zellen/Gesichtsfeld; $^\S p<0,01$; sowie Fet-A-/- 0,18±0,18 positive Zellen/Gesichtsfeld gegenüber Kontrolle 0,9±0,14 pos. Zellen/Gesichtsfeld; $^\S p<0,02$). Zum Zeitpunkt von 168 Stunden zeigten sowohl Wildtyp- als auch fetuindefiziente Tiere erneut Werte, die mit denen der Kontrolltiere vergleichbar waren (WT 1,0±0,1 pos. Zellen/Gesichtsfeld und Fet-A-/- 0,96±0,4 pos. Zellen/Gesichtsfeld).

3 Ergebnisse

Tab.10: Apoptosenachweis in Leberschnitten von Wildtyp- und fetuindefizienten Tieren mittels eines Apoptose-Scores nach 2, 24 und 168 Stunden im Vergleich zu Kontrolltieren; dargestellt sind Mittelwerte und Standardabweichungen; § signifikante Werteabfälle im Vergleich verschiedener Messzeitpunkte zur Kontrolle bei gleichem Genotyp

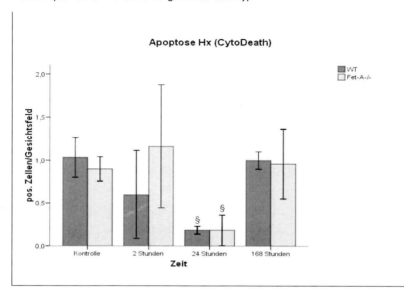

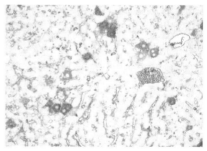

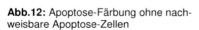

Abb.12: Apoptose-Färbung ohne nachweisbare Apoptose-Zellen

Abb.13: Apoptose-Färbung mit nachweisbaren Apoptose-Zellen

Zusammenfassend kann man bis hierhin festhalten, dass eine Fetuin-A-Defizienz in eine verminderte Proliferationsantwort mündet, welche für die deutlich reduzierte Fibrosebildung bei fetuindefizienten Mäusen sorgt. Diese Ergebnisse bestätigten wir auch im zweiten Versuchsteil der partiellen Hepatektomie. Zudem zeigten wir,

dass kein Zusammenhang zu unterschiedlicher Apotpose besteht. Aus diesem Grund folgten nun Untersuchungen in beiden Modellen, um einen Mechanismus für diese Beobachtungen darstellen zu können:
    a) unterschiedliche Inflammation
    b) unterschiedliche TGF-β-Induktion/Aktivität.

3.3 Akut-Phase-Reaktion

3.3.1 Real-Time PCR zum Nachweis der SAA$_2$-mRNA-Induktion

Die Leberregeneration geht einher mit einer Akut-Phase-Reaktion. Ein zentraler Mediator der Akut-Phase-Antwort besteht in der TNF-α-Induktion, die durch Gewebeschädigungen verschiedenster Art initiiert wird. Ergebnisse aus *In-vitro-* Untersuchungen legen nahe, dass Fetuin-A sowohl die TNF-α-Produktion als auch die Reaktion auf TNF-α beeinflussen könnte. Deswegen versuchten wir herauszufinden, inwieweit eine Fetuindefizienz die Akut-Phase-Reaktion im Rahmen der Fibrose und nach Hepatektomie verändert. Hierfür untersuchten wir die mRNA-Expression des Akut-Phase-Proteins Serumamyloid A$_2$ (SAA$_2$) mit Hilfe der Real-Time PCR. SAA$_2$ stellt ein sensibles Tool für Akut-Phase-Reaktionen der Mäuseleber dar, wohingegen die üblichen Entzündungsparameter des Menschen, wie das C-reaktive Protein (CRP) bei Mäusen, nur in eingeschränktem Maße reagieren.

Im Fibrosemodell zeigte sich an Tag 1 für beide Mauspopulationen eine verstärkte mRNA-Synthese für SAA$_2$, wobei die Induktion bei den fetuindefizienten Tieren wesentlich höher ausfiel (WT 779,26±151,58 gegenüber Fet-A-/- 1869,26±467,72; WT $^\S p<0,01$, Fet-A-/- $^\S p\leq 0,01$). An den Tagen 42 und 56 sank die SAA$_2$-mRNA-Synthese sowohl bei den Wildtyp- als auch bei den fetuindefizienten Tieren stark ab und erreichte in etwa ihren Basislevel (42 Tage: WT 67,29±29,12 gegenüber Fet-A-/- 40,73±8,54; 56 Tage: WT 78,04±18,51 gegenüber Fet-A-/- 106,16±43,62).

Im Proliferationsversuch erhielten wir ähnliche Ergebnisse. Sowohl in den Wildtyp- als auch in den fetuindefizienten Tieren fand in den ersten 24 Stunden eine verstärkte mRNA-Synthese für dieses Gen statt (WT 27,44±27,35 gegenüber Fet-A-/- 112,56±34,27; WT $^\S p<0,05$, Fet-A-/- $^\S p<0,03$). Nach diesem Peak am ersten Tag zeigten die Werte für SAA_2 eine abfallende Tendenz (36 Stunden: WT 40,87±28,45 gegenüber Fet-A-/- 37,17±16,56; 60 Stunden: WT 16,09±11,83 gegenüber Fet-A-/- 12,14±4,78; 168 Stunden: WT 27,75±9,37 gegenüber Fet-A-/- 16,04±7,24). Bei den Messungen stellten wir große interindividuelle Unterschiede fest.

Tab.11: Akut-Phase-Reaktion in Wildtyp- und fetuindefizienten Tieren mittels Real-Time PCR; dargestellt sind Mittelwerte und Standardfehler; § signifikante Werteanstiege im Vergleich verschiedener Messzeitpunkte zur Kontrolle bei gleichem Genotyp

A im Fibrosemodell nach 1 Tag, 42 Tagen und 56 Tagen im Vergleich zu Kontrolltieren
B im Proliferationsversuch nach 2, 24, 36, 60 und 168 Stunden im Vergleich zu Kontrolltieren

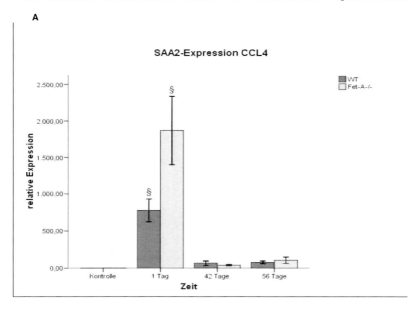

B

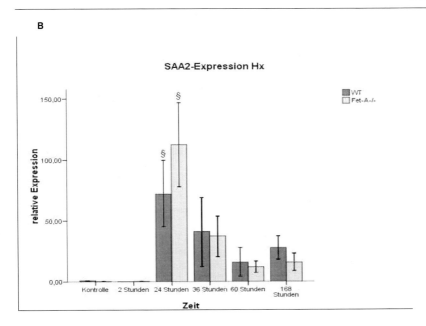

3.4 TGF-β_1-Induktion

3.4.1 Real-Time PCR zum Nachweis der TGF-β_1-mRNA Induktion

TGF-β_1 wirkt durch Unterdrückung der c-myc-Expression antiproliferativ und führt zudem durch Hemmung der Aktivität der cyclinabhängigen Kinase zum Stillstand des Zellzyklus (Moustakas et al. 2002). Außerdem ist bekannt, dass Fetuin-A TGF-β_1 binden kann. Deshalb untersuchten wir die These, ob ein Zusammenhang zwischen der verzögerten Zellregeneration der Knockout-Mäuse im Hepatektomieversuch und der Fetuin-A-Bindung an TGF-β_1 besteht. Mittels semiquantitativer Real-Time PCR ermittelten wir die TGF-β_1-mRNA-Expression in den verschiedenen Versuchsphasen.

Im Fibrosemodell kam es sowohl bei den Wildtyp- als auch bei den fetuindefizienten Tieren bereits nach einem Tag zu einem Anstieg der TGF-β_1-mRNA-Expression (WT 7,16±1,54 gegenüber Fet-A-/- 6,56±1,72; WT $^§p<0,02$, Fet-A-/- $^§p<0,04$). Im Verlauf stiegen die Werte bei beiden Populationen weiter an. Die Expression der Wildtyp-Tiere lag immer etwas höher als die der fetuindefizienten Mäuse (42 Tage:

3 Ergebnisse

WT 14,04±4,15 gegenüber Fet-A-/- 8,65±2,35; WT §p<0,04, Fet-A-/- §p<0,03). Nach 56 Tagen erreichten beide Versuchsgruppen über einen erneuten Anstieg der TGF-β_1-Serumexpression einen Peak (WT 18,81±7,46 gegenüber Fet-A-/- 13,77±4,28; Fet-A-/- §p<0,04). Der Expressionsverlauf war somit bei Wildtyp- und fetuindefizienten Tieren vergleichbar.

Im Proliferationsversuch kam es bei beiden Populationen in den ersten 36 Stunden zu einem leichten Anstieg (2 Stunden: WT 1,83±0,64 gegenüber Fet-A-/- 2,76±0,34; Fet-A-/- §p<0,01; 24 Stunden: WT 3,07±0,79 gegenüber Fet-A-/- 2,36±0,39; WT §p≤0,04, Fet-A-/- §p<0,02; 36 Stunden: WT 2,89±1,32 gegenüber Fet-A-/- 1,74±0,92). Zum Messzeitpunkt von 60 Stunden hielten die Wildtyp-Tiere in etwa das Niveau, während die fetuindefizienten Mäuse einen deutlichen Anstieg verzeichneten (WT 3,03±0,71 gegenüber Fet-A-/- 8,77±2,33; WT §p≤0,05, Fet-A-/- §p<0,05). Nach 168 Stunden erfolgte sowohl bei den Wildtyp-Tieren als auch bei den fetuindefizienten Mäusen ein erneuter leichter Anstieg (WT 4,28±1,12 gegenüber Fet-A-/- 9,76±3,55).

Tab.12: TGF-β_1-mRNA-Expression von Wildtyp- und fetuindefizienten Tieren mittels Real-Time PCR; dargestellt sind Mittelwerte und Standardfehler; § signifikante Werteanstiege im Vergleich verschiedener Messzeitpunkte zur Kontrolle bei gleichem Genotyp

A im Fibrosemodell nach 1 Tag, 42 Tagen und 56 Tagen im Vergleich zu Kontrolltieren
B im Proliferationsversuch nach 2, 24, 36, 60 und 168 Stunden im Vergleich zu Kontrolltieren

A

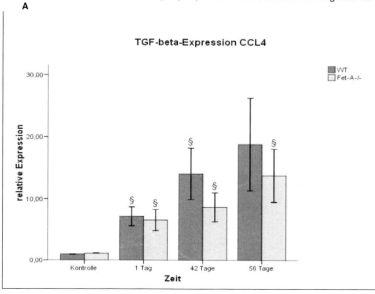

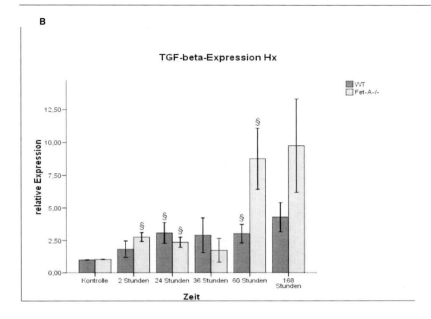

3.4.2 Bestimmung der TGF-β$_1$-Konzentration mit ELISA

Die TGF-β- Serumkonzentration maßen wir mit ELISA. Im Fibrosemodell erfolgte bei den Wildtyp-Tieren der größte Anstieg an Tag 42, während die fetuindefizienten Mäuse bereits an Tag 1 einen deutlichen Konzentrationsanstieg verzeichneten (1 Tag: WT 25,76±6,37 ng/ml gegenüber Fet-A-/- 52,86±21,82 ng/ml; 42 Tage: WT 36,64±11,77 ng/ml gegenüber Fet-A-/- 42,3±19,14 ng/ml). Im Gegensatz zu den Wildtyp-Tieren, bei denen nach 56 Tagen die TGF-β$_1$-Konzentration wieder absank, erreichte sie bei den fetuindefizienten Mäusen zu diesem Zeitpunkt ihr Maximum (WT 25,91±7,89 ng/ml gegenüber Fet-A-/- 56,54±36,8 ng/ml; *p≤0,05).

Im Proliferationsversuch zeigten sowohl die Wildtyp- als auch die fetuindefizienten Tiere einen frühen Peak 2 Stunden nach partieller Hepatektomie (WT 77,96±36,25 ng/ml gegenüber Fet-A-/- 59,99±23,52 ng/ml; WT §p<0,03, Fet-A-/- §p≤0,05). Innerhalb von 168 Stunden sanken die TGF-β$_1$-Serumkonzentrationen wieder und näherten sich den Kontrollwerten (WT 35,0±9,52 ng/ml gegenüber Kontrolle 22,22±15,75 ng/ml und Fet-A-/- 31,44±17,65 ng/ml gegenüber Kontrolle 24,72±8,93).

3 Ergebnisse

Tab.13: TGF-β_1-Konzentration von Wildtyp- und fetuindefizienten Tieren mittels ELISA; dargestellt sind Mittelwerte und Standardabweichungen; § signifikante Werteanstiege im Vergleich verschiedener Messzeitpunkte zur Kontrolle bei gleichem Genotyp; * signifikante Werteanstiege im Vergleich beider Genotypen zu gleichen Messzeitpunkten

A im Fibrosemodell nach 1 Tag, 42 Tagen und 56 Tagen
B im Proliferationsversuch nach 2, 24, 36, 60 und 168 Stunden im Vergleich zu Kontrolltieren

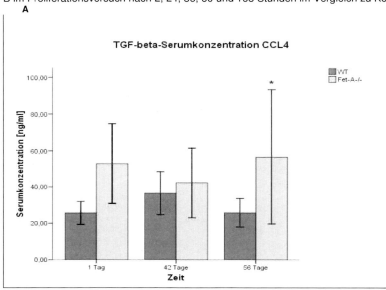

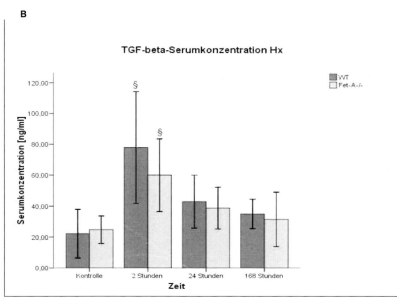

3.4.3 TGF-β$_1$-Antagonismus mit Fetuin-A und LAP im Vergleich

Um zu untersuchen, ob Fetuin-A TGF-β$_1$ direkt binden und abkapseln kann, verwendeten wir einen TGF-β$_1$-abhängigen *cell reporter assay* (MLECs transfiziert mit einem Luciferasereporter). Fetuin-A inhibierte dosisabhängig von 0 bis 2 g/l die Reporteraktivität, die durch 250 pg/ml TGF-β$_1$ induziert wurde. Ein Maximum von etwa 60%iger Inhibition wurde bei 1 g/l Fetuin-A erreicht. Dies ist die normalhohe Serumkonzentration von Fetuin-A.

Anschließend untersuchten wir die Hemmkapazität von Fetuin-A mit einer Konzentration von 1 g/l im Vergleich zu 200 ng/ml latency associated protein (LAP), dem natürlichen Inhibitor von TGF-β$_1$, bei ansteigenden TGF-β$_1$-Konzentrationen. Fetuin-A war vergleichbar mit einem TGF-β$_1$-Puffer-System. Bei einer TGF-β$_1$-Konzentration von bis zu 50 pg/ml waren Fetuin-A und LAP gleichermaßen effektiv (Fet-A 6,1%±0,58% von max. Luc-Aktivität gegenüber LAP 2,9%±1,73% von max. Luc-Aktivität). Als die Konzentrationen jedoch weiter gesteigert wurden, war die Fetuin-A-Inhibitor-Kapazität bei 500 pg/ml TGF-β$_1$ erschöpft (Fet-A 92,9%±2,86% von max. Luc-Aktivität). Im Gegensatz dazu behielt LAP bei dieser Konzentration seine volle Inhibitionsfähigkeit (LAP -0,3% ± 1,43% von max. Luc-Aktivität).

Tab.14: Hemmung der TGF-β$_1$-Aktivität durch gereinigtes Fetuin-A im Vergleich zu dem natürlichen Inhibitor LAP in ansteigenden Konzentrationen

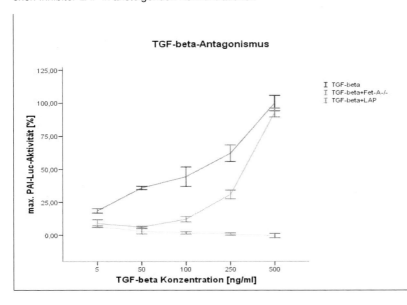

3.5 Fetuin-A-Induktion

3.5.1 Real-Time PCR zum Nachweis der Fetuin-A-mRNA-Induktion

Fetuin-A ist ein negatives Akut-Phase-Protein. Während einer Infektion des menschlichen Körpers sinkt der Serumlevel um 30-50% (Lebreton et al. 1979). Um die Genregulation von Fetuin-A zur Zeit der Leberfibrose oder der Leberregeneration zu untersuchen, bestimmten wir die Fetuin-A-mRNA- und die Protein-Expression im Fibrosemodell und im Proliferationsversuch.

Im Fibrosemodell stieg die Fetuin-A-mRNA-Expression stetig an. Im Vergleich zur Kontrollgruppe hatten die CCl_4-Mäuse schon am ersten Tag einen Fetuinanstieg zu verzeichnen (WT 1,8±0,4 gegenüber Kontrolle 1±0). Bis Tag 42 vermehrte sich die Fetuin-A-Expression um mehr als das Doppelte (WT 4,14±0,8; $^§p<0,02$). Nach 56 Tagen gab es erneut eine leichte Zunahme der Messwerte (WT 4,34±1,19; $^§p<0,04$).

Im Proliferationsversuch stieg die Fetuin-A-mRNA-Expression ebenfalls an. Nach 24 Stunden war bereits eine erhöhte Expression zu verzeichnen (WT 1,51±0,27). Ein signifikanter Peak wurde nach 60 Stunden erreicht (WT 2,3±0,34; $^§p<0,02$). Jedoch fiel im Gegensatz zu den fortwährend ansteigenden Werten im Fibrosemodell die Fetuin-A-Expression nach 168 Stunden wieder ab (WT 1,51±0,18).

3 Ergebnisse

Tab.15: Fetuin-A-mRNA-Expression von Wildtyp-Tieren mittels Real-Time PCR; dargestellt sind Mittelwerte und Standardfehler; [§] signifikante Werteanstiege im Vergleich verschiedener Messzeitpunkte zur Kontrolle bei gleichem Genotyp
A im Fibrosemodell nach 1 Tag, 42 Tagen und 56 Tagen im Vergleich zu Kontrolltieren
B im Proliferationsversuch nach 2, 24, 36, 60 und 168 Stunden im Vergleich zu Kontrolltieren

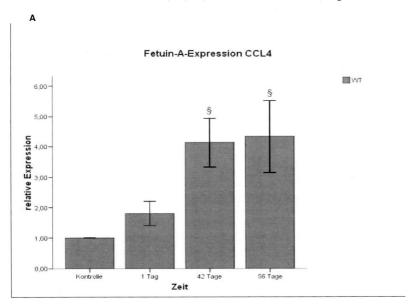

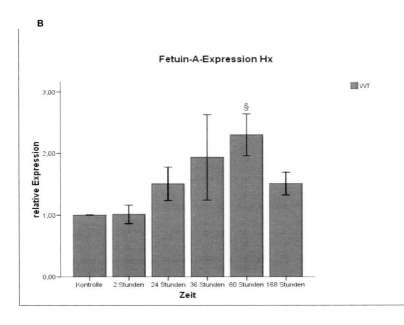

3 Ergebnisse

3.5.2 Fetuin-A-Detektion im Westernblot

Mittels eines Westernblots erhielten wir die Fetuin-A-Proteinwerte im Serum der CCl_4- und Hx-Mäuse.

Bei den CCl_4-Mäusen poolten wir jeweils drei Tiere, so dass insgesamt sechs Tiere in jeder Zeitgruppe enthalten waren. Die Messung des Fetuin-A-Proteins stimmte mit dem Verlauf der hepatischen mRNA-Expression von Fetuin-A im Fibrosemodell überein. Auch hier stiegen die Werte von Tag 1 bis 56 stetig an. Die Fetuin-A-Protein-Messung erreichte ihr Maximum nach 56 Tagen (1 Tag: WT 42,09%; 56 Tage: WT 238,47%).

Im Hepatektomieversuch verhielt es sich ebenso. Die Verlaufskurven der Fetuin-A-mRNA-Expression und der Fetuin-A-Proteinkonzentration waren vergleichbar. Auch hier stiegen die Werte erst an und zeigten einen Peak nach 60 Stunden (WT 143%). Anschließend sanken sie wieder deutlich ab (168 Stunden: WT 104%).

Tab.16: Fetuin-A-Protein-Expression von Wildtyp-Tieren mittels Westernblot
A im Fibrosemodell nach 1 Tag, 42 Tagen und 56 Tagen im Vergleich zu Kontrolltieren
B im Proliferationsversuch nach 2, 24, 36, 60 und 168 Stunden im Vergleich zu Kontrolltieren

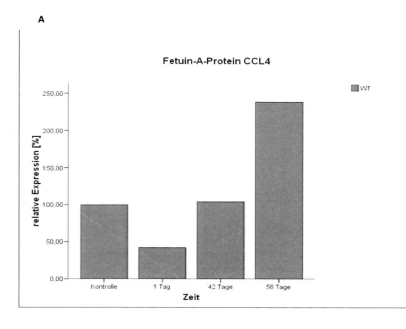

3 Ergebnisse

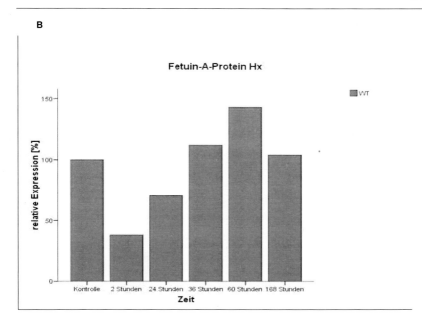

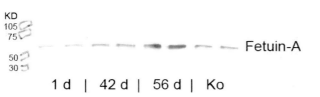

Abb.14: Westernblot-Analyse von Fetuin-A-Serumwerten bei den CCl$_4$-Tieren nach 1 Tag, 42 Tagen und 56 Tagen im Vergleich zu Kontrolltieren.

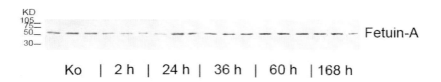

Abb.15: Westernblot-Analyse von Fetuin-A-Serumwerten bei den Hx-Tieren nach 2, 24, 36, 60 und 168 Stunden im Vergleich zu Kontrolltieren.

3.5.3 Fetuin-A-Serumkonzentration bei Lebererkrankungen

Um die potentielle Relevanz unserer tierexperimentellen Daten für humane Erkrankungen abzuschätzen, untersuchten wir in einer ersten Pilotstudie die Serumkonzentration von Fetuin-A bei akuten und chronischen Lebererkrankungen. Von diesen ist bekannt, dass eine erhöhte TGF-β_1-Aktivität das Fortschreiten der Fibrose fördert und die Hepatozytenproliferation hemmt, so dass verminderte Fetuin-A Serumspiegel eine Verstärkung der TGF-β-Effekte vermitteln könnten (Roulot et al. 1999).

Hierfür bestimmten wir mittels Nephelometrie Fetuin-A-Serumkonzentrationen von gesunden Probanden, die uns als Kontrolle dienten, von Patienten mit akuter viraler Hepatitis, von Patienten mit Leberzirrhose (ethyltoxisch und viral) sowie von Patienten mit akutem Leberversagen. Die Kontrollen hatten eine Serumkonzentration von 0,75±0,06 g/l. Patienten mit akuter Virushepatitis wiesen einen Trend zu erhöhten Fetuin-A-Serumkonzentrationen auf (0,94±0,12 g/l). Demgegenüber waren die Serumwerte bei Patienten mit chronischer Leberzirrhose deutlich erniedrigt (0,52±0,09 g/l) und nur noch minimal messbar bei Patienten mit akutem Leberversagen (0,13+-0,07 g/l; *p<0,01).

Tab.17: Fetuin-A-Serumkonzentrationen in verschiedenen Lebererkrankungen bei Menschen mittels Nephelometrie; dargestellt sind Mittelwerte und Standardfehler; * signifikante Werteabfälle im Vergleich zu den Kontrollen

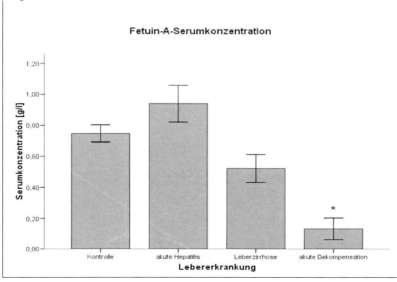

Geschlecht und Alter hatten keinerlei Auswirkung auf die Fetuin-A-Serumkonzentrationen.

Tab.18: Fetuin-A-Serumkonzentrationen in Korrelation zu Alter und Geschlecht mittels Nephelometrie

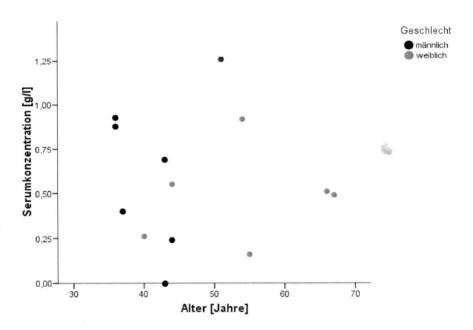

4 Diskussion

In dieser Arbeit untersuchten wir mittels genetisch manipulierter Mäuse die Bedeutung einer Fetuin-A-Defizienz für die physiologische Wundheilung bzw. für die pathologische, progressive Gewebefibrose in zwei distinkten Modellen der Leberschädigung.

Die Mediatoren in der Pathogenese der Leberfibrose als gemeinsame Endstrecke von toxischen und entzündlichen Lebererkrankungen wurden in den vergangenen Jahren zunehmend erforscht (Friedman 2000, Pinzani & Marra 2001, Ramadori & Armbrust 2001, Schuppan et al. 2001). Bis zu einem bestimmten Punkt verfügt das Lebergewebe über eine enorme Regenerationsfähigkeit. Wenn dieser Punkt jedoch überschritten ist, führt eine progrediente Leberfibrose letztendlich zur Leberzirrhose und zum Funktionsverlust des Organs. Die klinische Relevanz erschließt sich daraus, dass in Deutschland jährlich ca. 20.000 Menschen an Leberzirrhose versterben, wobei die Dunkelziffer wesentlich höher liegt.

Histologisch ist die Leberfibrose durch Akkumulation von extrazellulären Matrix-Proteinen charakterisiert (Kollagen, Fibronectin etc.). Es ist bekannt, dass die HSCs, früher auch als Ito-Zelle oder Lipozyt bezeichnet und erstmals von Von Kupffer beschrieben (Kupffer 1876), neben Fibroblasten und Myofibroblasten, als einer der Hauptaktivatoren der Regulationsmechanismen eine immense Rolle in der Entstehung von Fibrose einnehmen (Friedman et al. 1985, Geerts 2001, Reeves & Friedman 2002). Diese werden durch Wachstumsfaktoren und Zytokine, wie TGF-β als profibrotischer Prototyp, aktiviert (Hellerbrand et al. 1999, Kanzler et al. 1999).

Vor dem Hintergrund mehrerer *In-vitro*-Studien, die Fetuin-A als TGF-β-Antagonisten identifizieren konnten (Demetriou et al. 1996, Szweras et al. 2002), sollte in dieser Arbeit an etablierten TGF-β-abhängigen Tiermodellen die potentielle Bedeutung der Interaktion zwischen Fetuin-A und TGF-β *in vivo* untersucht werden. Fetuin-A, auch als Ahsg oder $α_2$-Heremans-Schmid-Glykoprotein bezeichnet, ist ein Serumprotein, welches beim erwachsenen Menschen ausschließlich in der Leber synthetisiert wird und mit hohen Konzentrationen im Bereich von 0,5-1 g/l im Extrazellularraum vorkommt. Zur Zeit der Organogenese wird es in vielen Zellen mit bis zu 10-fach höherer Konzentration exprimiert.

Die zentrale Funktion von Fetuin-A besteht in der systemischen Inhibition der Kalzium-Phosphat-Präzipitation (Heiss et al. 2003, Jahnen-Dechent et al. 1997, Schinke et al. 1996, Price et al. 2002). Analog dazu entwickeln Fetuin-A-defiziente Mäuse auf dem kalzifizierungssensitiven genetischen Hintergrund DBA/2 metastatische Verkalkungen multipler Organe mit verfrühter Mortalität (Schäfer et al. 2003). Auf dem genetischen Hintergrund BL/6 bedarf es hingegen weiterer prokalzifizierender Stimuli (Vitamin-D-Gabe, phosphatreiche Diät), um eine apparente Kalzifizierung zu induzieren. Neben dieser kalziumregulatorischen Aktivität von Fetuin-A, die *in vitro* und *in vivo* belegt ist, konnte *in vitro* eine Bindung von Fetuin-A an TGF-β (Demetriou et al. 1996, Szweras et al. 2002), HGF (Ohnishi et al. 1997) und PDGF (Nie 1992) nachgewiesen werden. Weiterhin supprimiert es die Makrophagenaktivierung (Jersmann et al. 2003) und interferiert mit zellulären Effekten von TNF-α (Wang et al. 1997) und Insulin (Auberger et al. 1989). Die TGF-β-Bindung wird über eine betaglykanähnliche Domäne des Fetuin-A-Moleküls vermittelt.

Um *in vivo* den Einfluss von Fetuin-A auf TGF-β, einen zentralen Mediator der Fibrogenese (Border & Noble 1994, Gressner et al. 2002), zu charakterisieren, verwendeten wir das etablierte murine Modell der pathologischen Leberfibrose durch wiederholte CCl_4-Injektion. In unserem Fibrosemodell wurden die Tiere in mehrere Gruppen eingeteilt, so dass wir unsere Untersuchungen einen Tag nach einmaliger CCl_4-Applikation und 42 bzw. 56 Tage nach wöchentlich zweimaliger CCl_4-Gabe durchführten. Wir maßen bei allen Tieren den Gewichtsverlauf und als Vertreter der Serumtransaminasen ALT, um mögliche differierende Krankheitsverläufe abschätzen zu können. Es zeigten sich aber weder im Gewichtsverlauf noch in der Serumkonzentration der ALT Unterschiede zwischen den fetuindefizienten bzw. fetuinintakten Phänotypen. Insbesondere konnten wir keine prinzipiellen Differenzen zwischen den beiden Phänotypen bei der Akut-Phase-Induktion (SAA_2-mRNA-Induktion), die mit der Lebervernarbung einhergeht, detektieren. Als zentraler Aspekt hierbei fungiert möglicherweise die TNF-α-Induktion, die durch Gewebeschäden initiiert wird (Gao et al. 1999). Aus *In-vitro*-Studien ist bekannt, dass Fetuin-A sowohl die TNF-α-Produktion als auch die TNF-α-Reaktion beeinflussen kann

(Wang et al. 1998). Beide Tierpopulationen zeigten eine effiziente SAA_2-mRNA-Anwort in der PCR, so dass Fetuin-A hier keinen inflammationsmodulierenden Einfluss auszuüben scheint. Folglich können wir nach den Ergebnissen des Gewichts- und Serumverlaufs sowie denen der Akut-Phase-Reaktion von einer gleichartigen Toxizität und somit auch von einem gleichartigen Fibrosestimulus bei beiden Phänotypen nach CCl_4-Administration ausgehen. Die Fetuin-A-Expression besitzt somit keine hepatoprotektive Potenz bei chronisch-toxischer Leberschädigung.

Fetuin-A ist beim Menschen wiederum selbst ein negatives Akut-Phase-Protein, da sein Serumlevel während Infektionen und Entzündungsprozessen um ca. 30-50% sinkt. Wie in mehreren Studien bereits festgestellt wurde, korreliert es invers mit dem CRP, einem zentralen positiven Akut-Phase-Reaktanten (Ketteler et al. 2003, Lebreton et al. 1979). Uns interessierte in diesem Zusammenhang, wie sich das Fetuin-A-Gen bei den Wildtyp-Mäusen im Stadium der Leberfibrose verhält und untersuchten hierfür die Fetuin-A-mRNA- und Protein-Konzentration mittels PCR. Beide Konzentrationen stiegen stetig an und erreichten ihr Maximum nach 56 Tagen. Mit zunehmender Leberfibrose kam es auch zum Anstieg des Fetuin-A. Diese Ergebnisse waren überraschend, da wir ursprünglich erwartet hatten, dass die Fetuin-A-Werte absinken würden. Jedoch ähnelten die Fetuin-A-Werteverläufe bei den Wildtyp-Mäusen mit progredienter Leberfibrose denen bei akuter Hepatitis beim Menschen. In beiden Fällen kam es zu einem Anstieg der Fetuin-A-Werte im Krankheitsverlauf. Dies würde bedeuten, dass Fetuin-A nicht immer als negatives Akut-Phase-Protein wirkt, sondern bei gewebeschädigenden Prozessen möglicherweise inflammationsunabhängig reguliert wird, beispielsweise über eine Fetuin-Freisetzung durch akuten Zelluntergang.

Histologisch wurde das Ausmaß der Fibroseinduktion anhand eines semiquantitativen Scoring-Systems nach einer Pikro-Siriusrot-Färbung evaluiert. Dieser Fibrose-Score ähnelt den klinisch verwendeten von Batts und Ludwig sowie von Ishak et al. für die semiquantitative Einschätzung von Leberfibrose beim Menschen (Batts & Ludwig 1995, Ishak et al. 1995). Unsere Auswertungen zeigten wider Erwarten eine verringerte Fibroseinduktion bei den fetuindefizienten Mäusen trotz vergleichbarer hepatischer TGF-β-Induktion beider Genotypen auf mRNA-Niveau. Frühere Studien ergaben, dass hohe Werte von aktiviertem TGF-β Apoptose in verschiedenen he-

4 Diskussion

patischen Systemen induzieren können (Shima et al. 1999). Unsere Beobachtung zeigt aber auch, dass Fetuin-A-Verfügbarkeit offenbar keinen Einfluss auf eine potentielle TGF-β-Autoinduktion zu haben scheint, denn in diesem Fall hätten wir bei Fetuin-A-defizienten Mäusen auch eine erhöhte TGF-β-Expression erwartet.

Beim Modell der CCl_4-induzierten Leberfibrose führt die wiederholte Applikation des hepatotoxischen CCl_4 zu einem massiven Zelluntergang mit anschließender Reparaturphase und parallel überschießender, progressiver Matrixakkumulation. Unterschiedliche Fibrosegrade können daher in diesem Modell die Folge einer differentiellen Apoptose oder Proliferation sein. Es stellte sich jedoch heraus, dass der programmierte Zelltod bei beiden Tierpopulationen ähnlich verlief und somit als Ursache für die unterschiedlichen Fibrosegrade ausschied.

Die BrdU-Kernfärbung als Indikator der Hepatozytenproliferation bestätigte im Gegensatz dazu unsere angenommene Vermutung. Es zeigte sich, dass die Wildtyp-Mäuse im Gegensatz zu den fetuindefizienten Tieren eine signifikant höhere Proliferationsrate nach CCl_4-Applikation aufwiesen, dass diese jedoch keinen signifikanten Einfluss auf den Krankheitsverlauf hatte. Fetuin-A kann somit als Proliferationsmodulator für Leberzellen indentifiziert werden, nimmt aber im Heilungs- bzw. Schädigungsprozess offensichtlich keine Schlüsselstellung ein.

Um die differierende Proliferation zwischen Wildtyp- und fetuindefizienten Mäusen zu überprüfen, wählten wir für weitere Untersuchungen ein spezielles Proliferationsmodell der Leber, die partielle Hepatektomie. Auch dieser Versuch bei einem klassischen Wundheilungsmodell lieferte uns Hinweise, die unsere Annahme der Proliferationsmodulation durch Fetuin-A bestätigten. Die Fetuin-A-defizienten Mäuse zeigten 24 Stunden nach partieller Hepatektomie in der BrdU-Kernfärbung ein deutliches Wachstumsdefizit gegenüber den Wildtyptieren. Während die fetuindefizienten Mäuse sich in der Hepatozytenproliferation nicht von unbehandelten Kontrolltieren unterschieden, hatten die Wildtyptiere zu diesem Zeitpunkt ein Maximum an Wachstum erreicht. Diese Ergebnisse unterstützen unsere These des Fetuin-A-Partialantagonismus gegenüber TGF-β, welches die Proliferation inhibiert. Allerdings hat Fetuin-A in diesem Zusammenhang keinen Einfluss auf die Fibroseentstehung bzw. -progression. Der TGF-β-Antagonismus wurde ebenso in einer unab-

4 Diskussion

hängigen biologischen Studie über postnatalen Knochenwuchs und Remodellierung von Szweras et al. beschrieben (Szweras et al. 2002).

Weiterhin ergab sich, wie schon zuvor in unserem Fibrosemodell, dass die Akut-Phase-Reaktion bei beiden Tierpopulationen gleich verlief und Fetuin-A somit hier wahrscheinlich ebenfalls keine Funktion ausübt.

In diesem Hepatektomiemodell wollten wir demonstrieren, dass Fetuin-A, ebenso wie die Serumproteine α_2-Makroglobulin (Webb et al. 1996) oder Decorin (Schaefer et al. 2001), in der Lage ist, aktive TGF-β-Wirkungen zu neutralisieren. Wir vermuteten, dass Hepatozyten in Fetuin-A-defizienten Mäusen höheren TGF-β-Werten ausgesetzt sind als die der Wildtyp-Tiere, in denen aktives TGF-β durch Bindung an Fetuin-A inaktiviert wird. Um diese Hypothese zu erhärten, führten wir parallel *in vitro* Untersuchungen an PAI/L-Zellen durch, die einem etablierten Bioassay für TGF-β-Signaltransduktion entsprechen. Mit Hilfe dieses Assays konnten wir das Prinzip beweisen, dass aktives TGF-β zusammen mit Fetuin-A zu einer dosisabhängigen Abnahme der TGF-β-Bioaktivität führt. Diese Ergebnisse haben besondere Relevanz, da die TGF-β-Inaktivierung ein Plateau von etwa 60% Inhibition bei ca. 0,7 g/l Fetuin-A erreichte. Dieser Wert repräsentiert die physiologische Serumkonzentration von Fetuin-A. Dies ist als indirekter Hinweis zu betrachten, dass die Fetuin-A-Defizienz möglicherweise auch in unserem Modell zu einer erhöhten TGF-β-Bioaktivität führte, woraus eine verzögerte Proliferation nach partieller Hepatektomie resultierte. Eine ähnliche TGF-β-abhängige Inhibition der Hepatozytenproliferation wurde in Ratten entdeckt, die mit Anti-TGF-β-Injektionen nach partieller Hepatektomie behandelt wurden. Diese zeigten eine gesteigerte Hepatozytenproliferation (Enami et al. 2001). Im Gegensatz dazu führte die forcierte Expression von aktivem TGF-β in Kombination mit systemischer Verabreichung seines natürlichen Inhibitors LAP zur Wiederherstellung des fehlenden DNA-Synthese-Peaks in TGF-β-transgenen Tieren (Böttinger et al. 1996). Allerdings ist ein direkter Nachweis der Fetuin-A/TGF-β-Interaktionen im Lebergewebe bei unseren Schädigungsmodellen leider nicht möglich.

Bemerkenswert bei diesem Modell ist, dass die Leber bereits sieben Tage nach partieller Hepatektomie in beiden Mausgruppen vollständig regeneriert war, obwohl die anfängliche Hepatozytenproliferation in Fetuin-A-defizienten Mäusen verzögert war. Diese Beobachtung wurde ebenfalls bei transgenen Mäusen mit genetisch modifizierten Mediatoren der Hepatozytenproliferation, wie TNF-α-Rezeptor, IL-6, uPA, TGF-α oder TGF-β, gemacht. In allen Fällen blockierte die genetische Modifikation die hepatische Regeneration nicht vollständig, aber unterdrückte die frühe Proliferationsphase (Cressman et al. 1996, Roselli et al. 1998, Russell et al. 1988, Yamada et al. 1997). Dieses Phänomen zeigt sich auch in der Leberregeneration, die einen mehrschrittigen Prozess mit vielzähligen Wegen darstellt (Fausto 1999, Fausto 2001, Michalopoulos & DeFrances 2005).

Die Apoptose und die TGF-β-Induktion waren bei Fetuin-A-defizienten und Wildtyp-Mäusen nach partieller Hepatektomie vergleichbar. Insofern wird auch hier kein Effekt der Fetuin-A-Verfügbarkeit auf die TGF-β-Induktion beobachtet. Diese Ergebnisse bestätigten, dass eine TGF-β-Induktion nicht verantwortlich sein konnte für die differierende Proliferation.

Vor dem Hintergrund dieser Daten interessierte uns die Relevanz dieser Ergebnisse für humane Erkrankungen. Wir wollten wissen, ob Fetuin-A-Defizienz im Zusammenhang mit Lebererkrankungen beim Menschen steht, da bekannt ist, dass eine erhöhte TGF-β-Aktivität zu fortschreitender Gewebefibrose und Inhibition der Hepatozytenproliferation führt (Roulot et al. 1999). Folglich könnten verminderte Fetuin-A-Werte eine verstärkte TGF-β-Wirkung bedingen. Deshalb sammelten wir Blutproben von Menschen mit akuter viraler Hepatitis sowie verschiedenen Graden der Leberzirrhose. Anhand verschiedener Serumlaboruntersuchungen bei leberkranken Patienten stellten wir fest, dass die Fetuinwerte stark voneinander abwichen. Im Gegensatz zu unserer Kontrollgruppe, hatten die Patienten mit akuter Hepatitis leicht erhöhte Fetuin-A-Serumspiegel, während diejenigen mit chronischen Leberleiden stark verminderte und jene mit akutem Leberversagen kaum noch messbare Fetuinwerte aufwiesen. Es ergab sich aber keine Korrelation zu einer Transaminasenerhöhung oder der Akut-Phase-Reaktion. Folglich scheint die Fetuin-A-Serumkonzentration bei genuinen Lebererkrankungen die Freisetzung von Fetuin-A bei Zelluntergang widerzuspiegeln und nicht eine spezifische Regulation. Interessant war jedoch, wie schon angesprochen, dass unsere Messungen der Fetuin-A-Serumkonzentration während akuter Hepatitis beim Menschen darauf hindeuteten, dass Fetuin-A nicht zwingend alleine durch Entzündungsprozesse reguliert wird. Die Patienten mit akuter Hepatitis hatten, wie oben bereits erwähnt, leicht erhöhte Fetuin-A-Serumkonzentrationen trotz der vorhandenen Leberschädigung und Entzündung. Diese Erkenntnisse korrelierten mit unseren Ergebnissen der Wildtyp-Tiere, welche vermutlich durch Fetuin-A-Freisetzung bei Zelluntergang eine erhöhte mRNA-Synthese und Serumkonzentrationen während der Leberregeneration hatten, obwohl eine postoperative Akut-Phase-Reaktion vorlag. In diesen frühen Stadien der viralen Hepatitis oder Leberregeneration bestand ein effektiver TGF-β-Antagonismus durch zirkulierendes Fetuin-A. Im Gegensatz dazu hatten Patienten mit Leberzirrhose konstant verminderte Fetuin-A-Serumkonzentrationen. Diese sanken proportional zur Schwere der Erkrankung, was sich im totalen Serumproteingehalt widerspiegelte. Diese reduzierten Fetuin-A-Konzentrationen schienen das potentiell schädigende TGF-β nicht neutralisieren zu können, was zu der bekannten Unterdrückung der Hepatozytenproliferation bei Zirrhosepatienten führt (Kaita et al. 1997). Dies wurde ebenfalls in einer Studie entdeckt, die verminderte Fetuin-A-Konzentrationen als Indikator für kurzfristige Mortalität bei Leberzirrhose und Leberkarzinomen ansieht (Kalabay et al. 2002).

Zusammenfassend konnten wir Fetuin-A als selektiven Antagonisten der TGF-β-Wirkung bestätigen. Fetuin-A übt somit einen biologischen Einfluss auf die Zellproliferationsprozesse, aber nicht auf die Fibrosevorgänge, aus. *In vitro* (MLEC Assay) sowie *parakrin* (Hepatozyten) besteht am Ort hoher Fetuinkonzentrationen eine zeitliche Korrelation zur TGF-$β_1$-Induktion und gesteigerter Zellproliferation. Eine systemische antagonisierende Wirkung von Fetuin-A auf TGF-$β_1$, insbesondere auf die fibrogenen TGF-β-Wirkungen, bzw. eine signifikante Beeinflussung des Erkrankungsverlaufs bei progredienter Leberfibrose oder des Wundheilungsverlaufs beim Modell der Hepatektomie konnten wir allerdings nicht nachweisen. Somit ist als vordergründiges Ergebnis unserer Studie ein differenzierteres Verständnis der Fetuin-A/TGF-β-Interaktionen, jedoch kein unmittelbar therapeutisch verwertbares Potential zumindest bei hepatischen Schädigungsprozessen festzuhalten. Unsere Studie kann ebenso wenig die Differenzierung zwischen Matrix- und Zelleffekten erklären, denn eine Fetuin-A-Bindung von TGF-β sollte lediglich quantitativ die TGF-β-Rezeptoraktivierung verändern. Möglicherweise sind jedoch die systemischen TGF-β-Wirkungen im Gewebe kritisch dosis- bzw. konzentrationsabhängig.

4 Diskussion

Dieser Gedanke könnte Potential für zukünftige TGF-β-modulierende Therapieansätze besitzen.

5 Zusammenfassung

Die Leberzirrhose beim Menschen ist eine fortschreitende Erkrankung mit schwerwiegenden klinischen Folgen, wie portaler Hypertension und termianlem Funktionsverlust des Organs. Am Ende steht die Lebertransplantation oder der *exitus letalis*. Nicht zu vergessen ist die stark erhöhte Prävalenz für das hepatozelluläre Karzinom. Aus diesen Gründen ist es unerlässlich, neue Therapiekonzepte mit Aussichten auf Prognoseverbesserung oder sogar Heilung zu entwickeln.

Mittels eines Knockout-Modells der Maus untersuchten wir die Wirkung von Fetuin-A auf physiologische Proliferation und pathologische Fibrogenese der Leber. Die Rationale war, dass Fetuin-A als TGF-β-Antagonist möglicherweise die proliferations- und fibroseinduzierenden Effekte dieses Wachstumsfaktors reguliert und somit der Verlust der Fetuin-A-Verfügbarkeit im Knockout-Modell zu einer progressiveren Leberschädigung bzw. gestörten Reparatur führt. Wir züchteten zwei Mausgruppen, zum einen den Wildtyp und zum anderen den Knockout-Typ, bei dem das kodierende Gen für Fetuin-A durch *gene targeting* ausgeschaltet worden war.

In einem ersten Versuchsteil verwendeten wir ein Fibrosemodell, um vor dem Hintergrund bereits existierender *In vitro*-Daten zum Fetuin-A-Antagonismus gegenüber TGF-β, einem zentralen Mediator der Fibrogenese, nun die *In vivo*-Wirkung zu studieren. Zum einen beobachteten wir, dass es bei den Wildtyp-Tieren trotz Akut-Phase-Reaktion zu einer Fetuin-A-Induktion kam. Da Fetuin-A bekanntlich ein negatives Akut-Phase-Protein ist, hätten die Werte eigentlich sinken müssen. Es ist hier möglicherweise von einer erhöhten Fetuin-A-Freisetzung bei Zelluntergang auszugehen. Auch bei Patienten mit akuter Hepatitis kam es zu einem leichten Anstieg der Fetuin-A-Konzentration. Des Weiteren ergaben sich während der Untersuchungen differierende Fibrosegrade bei gleichem Krankheitsverlauf und TGF-β-Induktion. Die Fetuin-A-defizienten Mäuse zeigten zu Beginn eine reduzierte Zellproliferation und entgegen unserer Erwartungen gegenüber den Wildtyp-Tieren passager eine tendenziell verminderte Fibroseausprägung.

Bei dem Wundheilungs-Modell der partiellen Hepatektomie zeigten die Fetuin-A-Knockout-Tiere eine deutliche Verzögerung in der frühen Regenerationsphase. Der charakteristische Peak der Hepatozytenproliferation nach 24 Stunden blieb auch bei diesem Modell aus. Apoptose, Akut-Phasereaktion und TGF-β-Induktion verliefen ebenfalls bei beiden Tiergruppen gleich.

Die inhibitorische Wirkung von Fetuin-A auf TGF-β-Effekte konnte parallel mittels eines *Cell-reporter*-Bioassays bestätigt werden. Hierbei behinderte Fetuin-A die Aktivierung der PAI-1-Promotoraktivität durch TGF-β.

Vor dem Hintergrund dieser Daten bestimmten wir die Fetuin-A-Konzentration im Serum bei verschiedenen Graden der Leberzirrhose sowie der akuten viralen Hepatitis beim Menschen. Die gemessenen Fetuin-A-Serumwerte bei verschiedenen Lebererkrankungen des Menschen unterstützten unsere vorherigen Daten. Wie bei den Wildtyp-Mäusen in der postoperativen Akut-Phase-Reaktion, kam es bei akuter Hepatitis zu einem Anstieg der Fetuin-A-Serumkonzentration. Folglich ist Fetuin-A während der frühen Hepatitis- oder Leberregenerationsphase in der Lage, TGF-β zu antagonisieren. Mit fortschreitender Leberfibrose sinkt jedoch die Fetuin-A-Konzentration, und eine TGF-β-Neutralisation ist nicht mehr möglich.

Zusammenfassend kann festgehalten werden, dass Fetuin-A als selektiver Antagonist der TGF-β-Wirkung *in vitro* und ebenfalls parakrin *in vivo* in Anwesenheit hoher Fetuinkonzentrationen zeitlich korreliert zur TGF-β-Induktion agiert und damit vermutlich passager als Proliferationsmodulator wirkt. Systemisch war es uns jedoch nicht möglich, einen Antagonismus nachzuweisen. Durch unsere Studie konnten wir jedoch ein differenzierteres Verständnis der Fetuin-A/TGF-β-Interaktionen gewinnen, auf deren Basis weitere Untersuchungen aufbauen können.

6 Abbildungsverzeichnis

Abb.1: humanesFetuin-A
URL: http://www.biointerface.rwth-aachen.de/Web-Site/Die%20Fetuin%20Homepage.html
Stand: 10.08.2008

Abb.2: Darstellung der (Strept)Avidin-Biotin-Methode

Abb.3: Lambert-Beersches Gesetz

Abb.4: Exemplarische Gele zur RNA-Qualitätskontrolle, deutlich erkennbar die 18-S- und 28-S -rRNA-Banden

Abb.5: Darstellung der Amplifikation in der Realtime-PCR

Abb.6: Schematische Darstellung der Apoptoseinduktion

Abb.7: Pikro-Siriusrot-Färbung bei CCl_4-induzierter Leberfibrose nach 1 Tag

Abb.8: Pikro-Siriusrot-Färbung bei CCl_4 induzierter Leberfibrose nach 56 Tagen

Abb.9: Apoptose-Färbung bei CCl_4-induzierter Leberfibrose nach 1 Tag

Abb.10: Apoptose-Färbung bei CCl_4-induzierter Leberfibrose nach 56 Tagen

Abb.11: BrdU-Kernfärbung 24 Stunden nach partieller Hepatektomie in Wildtyptieren (A, C) im Vergleich zu fetuindefizienten Mäusen (B, D)

Abb.12: Apoptose-Färbung ohne nachweisbare Apoptose-Zellen

Abb.13: Apoptose-Färbung mit nachweisbaren Apoptose-Zellen

Abb.14: Westernblot-Analyse von Fetuin-A-Serumwerten bei den CCl_4-Tieren nach 1 Tag, 42 Tagen und 56 Tagen im Vergleich zu Kontrolltieren

Abb.15: Westernblot-Analyse von Fetuin-A-Serumwerten bei den Hx-Tieren nach 2, 24, 36, 60 und 168 Stunden im Vergleich zu Kontrolltieren

7 Tabellenverzeichnis

Tab.1: Ausmaß der Fibrose und Architekturzerstörung der Leber nach Batts & Ludwig (1995) und Ishak et al. (1995)

Tab.2: Übersicht der verwendeten Gene und ihrer Primersequenzen

Tab.3: Gesamtgewichtsverlauf von Wildtyp- und fetuindefizienten Tieren 1 Tag, 42 Tage und 56 Tage nach Krankheitsinduktion mittels CCl_4 im Vergleich zu Kontrolltieren

Tab.4: Lebergewichtsverlauf von Wildtyp- und fetuindefizienten Tieren 1 Tag, 42 Tage und 56 Tage nach Krankheitsinduktion mittels CCl_4

Tab.5: ALT-Serumwerte von Wildtyp- und fetuindefizienten Tieren: 1 Tag, 42 Tage und 56 Tage nach Krankheitsinduktion mittels CCl_4 im Vergleich zu Kontrolltieren

Tab.6: Fibrosestadien bei CCl_4-induzierter Leberfibrose von Wildtyp- und fetuindefizienten Tieren nach 1 Tag, 42 Tagen und 56 Tagen

Tab.7: Detektion von Zellwachstum anhand der BrdU-Kernfärbung in Leberschnitten von Wildtyp- und fetuindefizienten Tieren nach 1 Tag, 42 Tagen und 56 Tagen

Tab.8: Apoptosenachweis in Leberschnitten von Wildtyp- und fetuindefizienten Tieren mittels eines Apoptose-Scores nach 1 Tag, 42 Tagen und 56 Tagen

Tab.9: Detektion von Zellwachstum anhand der BrdU-Doppelkernfärbung in Leberschnitten von Wildtyp- und fetuindefizienten Tieren nach 2, 24, 36, 60 und 168 Stunden im Vergleich zu Kontrolltieren

Tab.10: Apoptosenachweis in Leberschnitten von Wildtyp- und fetuindefizienten Tieren mittels eines Apoptose-Scores nach 2, 24 und 168 Stunden im Vergleich zu Kontrolltieren

Tab.11: Akut-Phase-Reaktion in Wildtyp- und fetuindefizienten Tieren mittels Real-Time PCR
A im Fibrosemodell nach 1 Tag, 42 Tagen und 56 Tagen im Vergleich zu Kontrolltieren
B im Proliferationsversuch nach 2, 24, 36, 60 und 168 Stunden im Vergleich zu Kontrolltieren

Tab.12: TGF-β_1-mRNA-Expression von Wildtyp- und fetuindefizienten Tieren mittels Real-Time PCR
A im Fibrosemodell nach 1 Tag, 42 Tagen und 56 Tagen im Vergleich zu Kontrolltieren
B im Proliferationsversuch nach 2, 24, 36, 60 und 168 Stunden im Vergleich zu Kontrolltieren

Tab.13: TGF-β_1-Konzentration von Wildtyp- und fetuindefizienten Tieren mittels ELISA
A im Fibrosemodell nach 1 Tag, 42 Tagen und 56 Tagen
B im Proliferationsversuch nach 2, 24, 36, 60 und 168 Stunden im Vergleich zu Kontrolltieren

Tab.14: Hemmung der TGF-β_1-Aktivität durch gereinigtes Fetuin-A im Vergleich zu dem natürlichen Inhibitor LAP in ansteigenden Konzentrationen

Tab.15: Fetuin-A-mRNA-Expression von Wildtyp-Tieren mittels Real-Time PCR
A im Fibrosemodell nach 1 Tag, 42 Tagen und 56 Tagen im Vergleich zu Kontrolltieren
B im Proliferationsversuch nach 2, 24, 36, 60 und 168 Stunden im Vergleich zu Kontrolltieren

Tab.16: Fetuin-A-Protein-Expression von Wildtyp-Tieren mittels Westernblot
A im Fibrosemodell nach 1 Tag, 42 Tagen und 56 Tagen im Vergleich zu Kontrolltieren
B im Proliferationsversuch nach 2, 24, 36, 60 und 168 Stunden im Vergleich zu Kontrolltieren

7 Tabellenverzeichnis

Tab.17: Fetuin-A-Serumkonzentrationen in verschiedenen Lebererkrankungen bei Menschen mittels Nephelometrie

Tab.18: Fetuin-A-Serumkonzentrationen in Korrelation zu Alter und Geschlecht mittels Nephelometrie

8 Literaturverzeichnis

Abe M., Harpel J.G., Metz C.N. et al.: An assay for transforming growth factor-beta using cells transfected with a plasminogen activator inhibitor-1 promoter-luciferase construct. Anal Biochem. (1994) 216:276-84.

Akerman P., Cote P., Yang S.Q. et al.: Antibodies to tumor necrosis factor-alpha inhibit liver regeneration after partial hepatectomy. Am J Physiol. (1992) 263:G579-85.

Albanis E., Friedman S.L.: Hepatic fibrosis. Pathogenesis and principles of therapy. Clin Liver Dis, (2001) 5:315-34.

Albanis E., Friedman S.L.: Antifibrotic agents for liver disease. Am J Transplant. (2006) 6:12-9.

Albanis E., Safadi R., Friedman S.L.: Treatment of hepatic fibrosis: almost there. Curr Gastroenterol Rep, (2003) 5:48-56.

Albrecht J.H., Hoffman J.S., Kren B.T. et al.: Cyclin and cyclin-dependent kinase 1 mRNA expression in models of regenerating liver and human liver diseases. Am J Physiol. (1993) 265:G857-64.

Albrecht J.H., Rieland B.M., Nelsen C.J. et al.: Regulation of G(1) cyclin-dependent kinases in the liver: role of nuclear localization and p27 sequestration. Am J Physiol. (1999) 277:G1207-16.

Appelhans H., Manns H.: Klonierung von cDNA (cDNA-Genbank). In: Gassen H.G., Schrimpf G. (Hg.): Gentechnische Methoden. Eine Sammlung von Arbeitsanleitungen für das molekularbiologische Labor. Heidelberg, Berlin (1999) 153-90.

Arthur M.J.: Fibrogenesis II. Metalloproteinases and their inhibitors in liver fibrosis. Am J Physiol Gastrointest Liver Physiol. (2000) 279:G245-9.

Auberger P., Falquerho L., Contreres J.O. et al.: Characterization of a natural inhibitor of the insulin receptor tyrosine kinase: cDNA cloning, purification, and anti-mitogenic activity. Cell. (1989) 58:631-40.

Bangsow T., Male D.A.: Polymerasekettenreaktion (PCR). In: Gassen H.G., Schrimpf G. (Hg.): Gentechnische Methoden. Eine Sammlung von Arbeitsanleitungen für das molekularbiologische Labor. Heidelberg, Berlin (1999) 333-47.

Bataller R., Brenner D.A.: Liver fibrosis. J Clin Invest. (2005) 115:209-18.

Batts K.P., Ludwig J.: Chronic hepatitis. An update on terminology and reporting. Am J Surg Pathol. (1995) 19:1409-17.

Benyon R.C., Iredale J.P.: Is liver fibrosis reversible? Gut. (2000) 46:443-6.
Birnboim H.C., Doly J.: A rapid alkaline extraction procedure for screening recombinant plasmid DNA. Nucleic Acids Res. (1979) 7:1513-23.

Border W.A., Noble N.A.: Transforming growth factor beta in tissue fibrosis. N Engl J Med. (1994) 331:1286-92.

Böttinger E.P., Factor V.M., Tsang M.L. et al.: The recombinant proregion of transforming growth factor beta1 (latency-associated peptide) inhibits active transforming growth factor beta1 in transgenic mice. Proc Natl Acad Sci U S A. (1996) 93:5877-82.

Butterworth B.E., Popp J.A., Conolly R.B. et al.: Chemically induced cell proliferation in carcinogenesis. IARC Sci Publ. (1992) 116:279-305.

8 Literaturverzeichnis

Capecchi M.R.: Gene Targeting: Altering the Genome in Mice. URL: http://healthcare.utah.edu/capecchi/GreatExperiments.pdf. (2001). Stand: 10.08.2008.

Coggi G., Dell'Orto P., Viale G.: Avidin-Biotin methods. In: Polak J., Van Noorden S. (Hg.): Immunocytochemistry - modern methods and applications. Bristol (1986) 54-70.

Cressman D.E., Greenbaum L.E., DeAngelis R.A. et al.: Liver failure and defective hepatocyte regeneration in interleukin-6-deficient mice. Science. (1996) 274:1379-83.

Demetriou M., Binkert C., Sukhu B. et al.: Fetuin/alpha2-HS glycoprotein is a transforming growth factor-beta type II receptor mimic and cytokine antagonist. J Biol Chem. (1996) 271:12755-61.

Enami Y., Kato H., Murakami M. et al.: Anti-transforming growth factor-beta1 antibody transiently enhances DNA synthesis during liver regeneration after partial hepatectomy in rats. J Hepatobiliary Pancreat Surg. (2001) 8:250-8.

Fausto N.: Lessons from genetically engineered animal models. V. Knocking out genes to study liver regeneration: present and future. Am J Physiol. (1999) 277:G917-G21.

Fausto N.: Liver regeneration: from laboratory to clinic. Liver Transpl. (2001) 7:835-44.

Fausto N., Laird A.D., Webber E.M.: Liver regeneration. 2. Role of growth factors and cytokines in hepatic regeneration. Faseb J. (1995) 9:1527-36.

FitzGerald M.J., Webber E.M., Donovan J.R. et al.: Rapid DNA binding by nuclear factor kappa B in hepatocytes at the start of liver regeneration. Cell Growth Differ. (1995) 6:417-27.

Frey, A.: Protein-Blotting: Western-Blot und andere Overlay-Techniken. In: Gassen H.G., Schrimpf G. (Hg.): Gentechnische Methoden. Eine Sammlung von Arbeitsanleitungen für das molekularbiologische Labor. Heidelberg, Berlin (1999) 199-224.

Friedman S.L.: Molecular regulation of hepatic fibrosis, an integrated cellular response to issue injury. J Biol Chem. (2000) 275:2247-50.

Friedman S.L.: Liver fibrosis -- from bench to bedside. J Hepatol. (2003) 1:S38-53.

Friedman S.L., Roll F.J., Boyles J. et al.: Hepatic lipocytes: the principal collagen-producing cells of normal rat liver. Proc Natl Acad Sci U S A. (1985) 82:8681-5.

Gabele E., Brenner D.A., Rippe R.A.: Liver fibrosis: signals leading to the amplification of the fibrogenic hepatic stellate cell. Front Biosci. (2003) 8:d69-77.

Gao C., Jokerst R., Gondipalli P. et al.: Lipopolysaccharide potentiates the effect of hepatocyte growth factor on hepatocyte replication in rats by augmenting AP-1 activity. Hepatology. (1999) 30:1405-16.

Geerts A.: History, heterogeneity, developmental biology, and functions of quiescent hepatic stellate cells. Semin Liver Dis. (2001) 21:311-35.

Gressner A.M., Weiskirchen R., Breitkopf K. et al.: Roles of TGF-beta in hepatic fibrosis. Front Biosci. (2002) 7:d793-807.

Heiss A., DuChesne A., Denecke B. et al.: Structural basis of calcification inhibition by alpha 2-HS glycoprotein/fetuin-A. Formation of colloidal calciprotein particles. J Biol Chem. (2003) 278:13333-41.

Hellerbrand C., Stefanovic B., Giordano F. et al.: The role of TGFbeta1 in initiating hepatic stellate cell activation in vivo. J Hepatol. (1999) 30:77-87.

8 Literaturverzeichnis

Herold G. et al.: Leberzirrhose. In: Herold G. (Hg.): Innere Medizin. Köln (2003).

Higgins G., Anderson R.: Experimental Pathology of the liver of the white rat following partial surgical removal. Arch Pathol. (1931) 12:186-202.

Hsu S.M., Raine L., Fanger H.: Use of avidin-biotin-peroxidase complex (ABC) in immunoperoxidase techniques: a comparison between ABC and unlabelled antibody (PAP) procedures. J Histochem Cytochem. (1981) 29:577-80.

Ishak K., Baptista A., Bianchi L. et al.: Histological grading and staging of chronic hepatitis. J Hepatol. (1995) 22:696-99.

Jahnen-Dechent W., Schinke T., Trindl A. et al.: Cloning and targeted deletion of the mouse fetuin gene. J Biol Chem. (1997) 272:31496-503.

Jersmann H.P., Dransfield I., Hart S.P.: Fetuin/alpha2-HS glycoprotein enhances phagocytosis of apoptotic cells and macropinocytosis by human macrophages. Clin Sci (Lond). (2003) 105:273-8.

Kaita K.D., Pettigrew N., Minuk G.Y.: Hepatic regeneration in humans with various liver disease as assessed by Ki-67 staining of formalin-fixed paraffin-embedded liver tissue. Liver. (1997) 17:13-6.

Kalabay L., Jakab L., Prohaszka Z. et al.: Human fetuin/alpha2HS-glycoprotein level as a novel indicator of liver cell function and short-term mortality in patients with liver cirrhosis and liver cancer. Eur J Gastroenterol Hepatol. (2002) 14:389-94.

Kanzler S., Lohse A.W., Keil A. et al.: TGF-beta1 in liver fibrosis: an inducible transgenic mouse model to study liver fibrogenesis. Am J Physiol. (1999) 276:G1059-68.

Kerr J.F., Wyllie A.H., Currie A.R.: Apoptosis: a basic biological phenomenon with wide-ranging implications in tissue kinetics. Br J Cancer. (1972) 26:239-57.

Ketteler M., Bongartz P., Westenfeld R. et al.: Association of low fetuin-A (AHSG) concentrations in serum with cardiovascular mortality in patients on dialysis: a cross-sectional study. Lancet. (2003) 361:827-33.

Koyama S., Sato Y., Hatakeyama K.: The subcutaneous splenic transposition prevents liver injury induced by excessive portal pressure after massive hepatectomy. Hepatogastroenterology. (2003) 50:37-42.

Kupffer K.W. von: Über Sternzellen der Leber. Arch Mikroskop Anat. (1876) 12:353–358.

Lebreton J.P., Joisel F., Raoult J.P. et al.: Serum concentration of human alpha 2 HS glycoprotein during the inflammatory process: evidence that alpha 2 HS glycoprotein is a negative acute-phase reactant. J Clin Invest. (1979) 64:1118-29.

Loyer P., Cariou S., Glaise D. et al.: Growth factor dependence of progression through G1 and S phases of adult rat hepatocytes in vitro. Evidence of a mitogen restriction point in mid-late G1. J Biol Chem. (1996) 271:11484-92.

Maher J.J.: Interactions between hepatic stellate cells and the immune system. Semin Liver Dis. (2001) 21:417-26.

Marra F.: *Hepatic* stellate cells and the regulation of liver inflammation. J Hepatol. (1999) 31:1120-30.

Mead J.E., Fausto N.: Transforming growth factor alpha may be a physiological regulator of liver regeneration by means of an autocrine mechanism. Proc Natl Acad Sci U S A. (1989) 86:1558-62.

Merx M.W., Schäfer C., Westenfeld R. et al.: Myocardial Stiffness, Cardiac Remodeling and Diastolic Disfunction in Calcification-Prone Fetuin-A-Deficient Mice. J Am Soc Nephrol. (2005) 16:3357-64.

Michalopoulos G.K., DeFrances M.C.: Liver regeneration. Adv Biochem Eng Biotechnol. (2005) 93:101-34.

Michalopoulos G.K., Zarnegav R.: Hepatocyte growth factor. Hepatology. (1992) 15:149-55.

Milani S., Herbst H., Schuppan D. et al.: Procollagen expression by nonparenchymal rat liver cells in experimental biliary fibrosis. Gastroenterology. (1990) 98:175-84.

Moustakas A., Pardali K., Gaal A. et al.: Mechanisms of TGF-beta signaling in regulation of cell growth and differentiation. Immunol Lett. (2002) 82:85-91.

Nie Z.: Fetuin: its enigmatic property of growth promotion. Am J Physiol. (1992) 263:C551-62.

Ohnishi T., Nakamura O., Arakaki N. et al.: Effect of phosphorylated rat fetuin on the growth of hepatocytes in primari culture in the presence of human hepatocyte-growth factor. Evidence that phosphorylated fetuin is a natural modulator of hepatocyte-growth factor. Eur J Biochem. (1997) 243:753-61.

Pinzani M.: Liver fibrosis. Springer Semin Immunopathol. (1999) 21:475-90.

Pinzani M., Marra F.: Cytokine receptors and signaling in hepatic stellate cells. Semin Liver Dis. (2001) 21:397-416.

Popper H., Uenfriend S.: Hepatic fibrosis. Correlation of biochemical and morphologic investigations. Am J Med. (1970) 49:707-21.

Presnell S.C., Stolz D.B., Mars W.M. et al.: Modifications of the hepatocyte growth factor/c-met pathway by constitutive expression of transforming growth factor-alpha in rat liver epithelial cells. Mol Carcinog. (1997) 18:244-55.

Price P.A., Thomas G.R., Pardini A.W. et al.: Discovery of a high molecular weight complex of calcium, phosphate, Fetuin-And matrix gamma-carboxyglutamic acid protein in the serum of etidronate-treated rats. J Biol Chem. (2002) 277:3926-34.

Ramadori G., Armbrust T.: Cytokines in the liver. Eur J Gastroenterol Hepatol. (2001) 13:777-84.

Reeves H.L., Friedman S.L.: Activation of hepatic stellate cells--a key issue in liver fibrosis. Front Biosci. (2002) 7:d808-26.

Roberts A.B., Sporn M.B.: The transforming growth factor-βs. In: Sporn M.B., Roberts A.B. (Hg.): Peptide Growth Factors and Their Receptors. Handbook of Experimental Pharmacology. Heidelberg (1990) 419-472.

Roselli H.T., Su M., Washington K. et al.: Liver regeneration is transiently impaired in urokinase-deficient mice. Am J Physiol. (1998) 275:G1472-9.

Roulot D., Sevcsik A.M., Coste T. et al.: Role of transforming growth factor beta type II receptor in hepatic fibrosis: studies of human chronic hepatitis C and experimental fibrosis in rats. Hepatology. (1999) 29:1730-8.

Russell W.E., Coffey R.J. Jr., Ouellette A.J. et al.: Type beta transforming growth factor reversibly inhibits the early proliferative response to partial hepatectomy in the rat. Proc Natl Acad Sci U S A. (1988) 85:5126-30.

8 Literaturverzeichnis

Schäfer C., Heiss A., Schwarz A. et al.: The serum protein alpha 2-Heremans-Schmid glycoprotein/fetuin-A is a systemically acting inhibitor of ectopic calcification. J Clin Invest. (2003) 112:357-66.

Schaefer L., Raslik I., Gröne H.J. et al.: Small proteoglycans in human diabetic nephropathy: discrepancy between glomerular expression and protein accumulation of decorin, biglycan, lumican and fibromodulin. FASEB J. (2001) 15:559-61.

Schinke T., Amendt C., Trindl A. et al.: The serum protein alpha2-HS glycoprotein/fetuin inhibits apatite formation in vitro and in mineralizing calvaria cells. A possible role in mineralization and calcium homeostasis. J Biol Chem. (1996) 271:20789-96.

Schröder M.: Isolierung von RNA. In: Gassen H.G., Schrimpf G. (Hg.): Gentechnische Methoden. Eine Sammlung von Arbeitsanleitungen für das molekularbiologische Labor. Heidelberg, Berlin (1999) 225-42.

Schuppan D., Ruehl M., Somasundaram R. et al.: Matrix as a modulator of hepatic fibrogenesis. Semin Liver Dis. (2001) 21:351-72.

Shima Y., Nakao K., Nakashima T. et al.: Activation of caspase-8 in transforming growth factor-beta-induced apoptosis of human hepatoma cells. Hepatology. (1999) 30:1215-22.

Swanson P.E.: Foundations of immunohistochemistry. A practical review. Am J Clin Pathol. (1988) 90:333-9.

Szweras M., Liu D., Partridge E.A. et al.: alpha 2-HS glycoprotein/fetuin, a transforming growth factor-beta/bone morphogenetic protein antagonist, regulates postnatal bone growth and remodeling. J Biol Chem. (2002) 277:19991-7.

Talarmin H., Rescan C., Cariou S. et al.: The mitogen-activated protein kinase kinase/extracellular signal-regulated kinase cascade activation is a key signalling pathway involved in the regulation of G(1) phase progression in proliferating hepatocytes. Mol Cell Biol. (1999) 19:6003-11.

Taub R.: Liver regeneration 4: transcriptional control of liver regeneration. Faseb J. (1996) 10:413-27.

Tewari M., Dobrzanski P., Mohn K.L. et al.: Rapid induction in regenerating liver of RL/IF-1 (an I kappa B that inhibits NF-kappa B, RelB-p50, and c-Rel-p50) and PHF, a novel kappa B site-binding complex. Mol Cell Biol. (1992) 12:2898-908.

Tomiya T., Ogata I., Yamaoka M. et al.: The mitogenic activity of hepatocyte growth factor on rat hepatocytes is dependent upon endogenous transforming growth factor-alpha. Am J Pathol. (2000) 157:1693-701.

Trautwein C., Rakemann T., Niehof M. et al.: Acute-phase response factor, increased binding, and target gene transcription during liver regeneration. Gastroenterology. (1996) 110:1854-62.

Vinas O., Bataller R., Sancho-Bru P. et al.: Human hepatic stellate cells show features of antigen-presenting cells and stimulate lymphocyte proliferation. Hepatology. (2003) 38:919-29.

Waldrop F.S., Puchtler H.: Light microscopic distinction of collagens in hepatic cirrhosis. Histochemistry. (1982) 74:487-91.

Wang H., Zhang M., Bianchi M. et al.: Fetuin (alpha2-HS-glycoprotein) opsonizes cationic macrophagedeactivating molecules. Proc Natl Acad Sci U S A. (1998) 95:14429-34.

Wang H., Zhang M., Soda K. et al.: Fetuin protects the fetus from TNF. Lancet. (1997) 350:861-2.

Wasser S., Tan C.E.: Experimental models of hepatic fibrosis in the rat. Ann Acad Med Singapore. (1999) 28:109-11.

Webb D.J., Wen J., Lysiak J.J. et al.: Murine alpha-macroglobulins demonstrate divergent activities as neutralizers of transforming growth factor-beta and as inducers of nitric oxide synthesis. A possible mechanism for the endotoxin insensitivity of the alpha2-macroglobulin gene knock-out mouse. J Biol Chem. (1996) 271:24982-8.

Yamada Y., Kirillova I., Peschon J.J. et al.: Initiation of liver growth by tumor necrosis factor: deficient liver regeneration in mice lacking type I tumor necrosis factor receptor. Proc Natl Acad Sci U S A. (1997) 94:1441-6.

Yamada Y., Webber E.M., Kirillova I. et al.: Analysis of liver regeneration in mice lacking type 1 or type 2 tumor necrosis factor receptor: requirement for type 1 but not type 2 receptor. Hepatology. (1998) 28:959-70.

9 Material und Bezugsquellen

Chemikalien:

Acrylamid 30%	Sigma-Aldrich Chemie GmbH, Steinheim, Deutschland
Agarose	Sigma-Aldrich Chemie GmbH, Steinheim, Deutschland
Amidoschwarz	Sigma-Aldrich Chemie GmbH, Steinheim, Deutschland
Aminocapronsäure	AppliChem GmbH, Darmstadt, Deutschland
Ampicillin	Sigma-Aldrich Chemie GmbH, Steinheim, Deutschland
APS 10% (Ammoniumperoxidsulfat)	Carl ROTH, Karlsruhe, Deutschland
Avertin (2-2-2-Tribromoethanol)	Sigma-Aldrich Chemie GmbH, Steinheim, Deutschland
Bovines Serum Albumin (BSA)	Sigma-Aldrich Chemie GmbH, Steinheim, Deutschland
Bromphenolblau (gesättigt in 0,1% Ethanol)	Sigma-Aldrich Chemie GmbH, Steinheim, Deutschland
Calciumdichlorid ($CaCl_2$)	Merck KGaA, Darmstadt, Deutschland
Carnoy`s Fixativ (75% Methanol; 25% Glacial Acetic Acid)	Sigma-Aldrich Chemie GmbH, Steinheim, Deutschland
Diaminobenzidin (DAB)	Sigma-Aldrich Chemie GmbH, Steinheim, Deutschland
Diethylpyrocarbonat (DEPC)	Sigma-Aldrich Chemie GmbH, Steinheim, Deutschland
Essigsäure	Sigma-Aldrich Chemie GmbH, Steinheim, Deutschland
Ethanol 100%	Sigma-Aldrich Chemie GmbH, Steinheim, Deutschland
Ethidiumbromid	Sigma-Aldrich Chemie GmbH, Steinheim, Deutschland
Formalin	Sigma-Aldrich Chemie GmbH, Steinheim, Deutschland
Glycerin 60%	Sigma-Aldrich Chemie GmbH, Steinheim, Deutschland
Guanidinisothiocyanat (GITC)	AppliChem GmbH, Darmstadt, Deutschland
Hämatoxylin	Sigma-Aldrich Chemie GmbH, Steinheim, Deutschland
Histoclear	National Diagnostics, Atlanta, USA
Histokitt	Carl ROTH, Karlsruhe, Deutschland
Isobutanol	Sigma-Aldrich Chemie GmbH, Steinheim, Deutschland
Isopropanol	Sigma-Aldrich Chemie GmbH, Steinheim, Deutschland
Luminolsäure (3-Aminopthalhydrazid in DMSO)	Sigma-Aldrich Chemie GmbH, Steinheim, Deutschland

9 Material und Bezugsquellen

Mercaptoethanol (β)	Sigma-Aldrich Chemie GmbH, Steinheim, Deutschland
$MgCl_2$	Merck KGaA, Darmstadt, Deutschland
Milchpulver (Magermilchpulver; Sucofin®)	TSI, Zeven, Deutschland
Paraffin	Sigma-Aldrich Chemie GmbH, Steinheim, Deutschland
p-Coumarsäure (in DMSO)	Sigma-Aldrich Chemie GmbH, Steinheim, Deutschland
Picrinsäure	CHROMA, Münster, Deutschland
Ponceau S Solution (0,1% Ponceau S (w/v) in 5% acetic acid (v/v), Lot 41K9287)	Sigma-Aldrich Chemie GmbH, Steinheim, Deutschland
RNase Inhibitor	Sigma-Aldrich Chemie GmbH, Steinheim, Deutschland
Sirius Rot F3BA	CHROMA, Münster, Deutschland
Sodiumdodecylsulfat (SDS)	Sigma-Aldrich Chemie GmbH, Steinheim, Deutschland
Stickstoff (flüssig)	Linde, Aachen, Deutschland
TEMED (N,N,N,N-Tetramethylendiamin)	Sigma-Aldrich Chemie GmbH, Steinheim, Deutschland
TNT (TRIS, NaCl, Tween® 20 buffer solution)	Sigma-Aldrich Chemie GmbH, Steinheim, Deutschland
Tricine	Sigma-Aldrich Chemie GmbH, Steinheim, Deutschland
Tris-Base (Tris[hydroxymethyl]aminomethan)	Sigma-Aldrich Chemie GmbH, Steinheim, Deutschland
Tris-HCl	Sigma-Aldrich Chemie GmbH, Steinheim, Deutschland
TRIzol®	Invitrogen, Carlsbad, USA
Tween®20 (Polyoxyethylen-Sorbitan-Monolaurat)	Sigma-Aldrich Chemie GmbH, Steinheim, Deutschland
Wasser (destilliert) / Milli Q	Promega GmbH, Mannheim, Deutschland
Wasser (RNase frei)	Quiagen, Hilden, Deutschland
Wasserstoffperoxid (H_2O_2)	Sigma-Aldrich Chemie GmbH, Steinheim, Deutschland
Xylol	CHROMA, Münster, Deutschland
Zitronensäure	Sigma-Aldrich Chemie GmbH, Steinheim, Deutschland

Puffer/Medien:

Diaminobenzidin-Arbeitslösung (DAB):	180ml Trispuffer (37°C!), 4ml DAB-Stock, (1g gelöst in 26,4ml Trispuffer),100µl H2O2 (kurz vor Benutzung)
Elektrodenpuffer:	144g Glycin, 30g Tris-Base, 10g SDS ad 1l H2O, pH 8,9

9 Material und Bezugsquellen

Guanidiniumthiocyanat (GITC):	500g GITC in 100ml autoklavierter 1M Tris-HCl, pH 7,5 lösen und steril filtrieren, 1% β-Mercaptoethanol (direkt vor Gebrauch)
Laemmli-Puffer:	25 mM Tris, 192 mM Glycin, 0.1% SDS, pH 8.3
LB-Medium (kompetente Zellen):	5 g/l Hefeextrakt, 10 g/l Trypton, 10 g/l NaCl, 15 g/l Agar, pH 7,0
Minineph Reaction Buffer:	Code: SN041, Batch: 5306; The Binding Site, Heidelberg, Deutschland
Minineph Sample Diluent:	Code: SN042, Batch: 5035; The Binding Site, Heidelberg, Deutschland
PCR-Puffer (10x):	GIBCO BRL, Eggenstein, Deutschland
Phosphate buffered Saline (PBS):	8g/l NaCl, 1,44g/l Na2HPO4, pH 7 4
RNAlater®:	Quiagen, Hilden, Deutschland
Roti-Load 1 (4x>1x):	Ladepuffer zur Verdünnung des Serums
RT-Puffer:	GIBCO BRL, Eggenstein, Deutschland
Sammelgelpuffer:	1 M Tris-HCl pH 6,8
Selektionsmedium :	LB-Ampicillin-Platten
TAE-Puffer:	40 mM Tris-Acetat, 1mM EDTA pH 8,0
Transferpuffer IIa (Universal-Transferpuffer-Semi-Dry):	3,03 g Tris-Base, 14,4 g Glycin, 100 ml Methanol (10%) ad 1 l mit H$_2$O bidest.; der pH sollte 8,3 betragen
Trenngelpuffer:	1M Tris-HCl pH 8,8
Tris-HCl (pH 7,5):	121g Tris-Base in 65ml konzentrierter HCl gelöst und autoklaviert

Nukleinsäuren und cDNA-Sonden:

18s TaqMan Ribosomal RNA Control Reagents (VIC Probe)	Part No. 4308329; Applied Biosystems, Weiterstadt, Deutschland
dNTPs	GIBCO BRL, Eggenstein, Deutschland
Maus Fetuin-A	
Sonde:	mFetuA 1 Pr., 9L3677-17, CCG TCA ACA CTG CCC TGG CTG C; Sigma-Aldrich Chemie GmbH, München, Deutschland
antisense:	mFetuA 1. as, 28-3497-2/6, 5`- GAG TAG ACA CTG GGA GAG GCA CA _-3`; MWG Biotech AG, Martinsried/Planegg, Deutschland
sense:	mFetuA 1. s, 28-3497-1/6, 5`- CCT GAC TCC GTT CAA CGA TAC C - 3`; MWG Biotech AG, Martinsried/Planegg, Deutschland
Random-hexamer-primer	GIBCO BRL, Eggenstein, Deutschland
RNA-Größenstandard (100 bp DNA-ladder)	GIBCO BRL, Eggenstein, Deutschland
SAA$_2$	
antisense:	GCC TTC TGA ACT AAT AGG AGG ACT CTC; MWG Biotech AG, Martinsried/Planegg, Deutschland
sense:	GGC TGG AAA GAT GGA GAC AAA TAC; MWG Biotech AG, Martinsried/Planegg, Deutschland
SYBRGreen	Applied Biosystems, Weiterstadt, Deutschland

9 Material und Bezugsquellen

TGF-β

	Sonde:	TAMRA-ACC TTG GTA ACC GGC TGC TGA CCC-FAM; Sigma-Aldrich Chemie GmbH, München, Deutschland
	antisense:	GAC GTC AAA AGA CAG CCA CTC A; MWG Biotech AG, Martinsried/Planegg, Deutschland
	sense:	GCA ACA TGT GGA ACT CTA CCA GAA; MWG Biotech AG, Martinsried/Planegg, Deutschland

Enzyme:

DNase	Quiagen, Hilden, Deutschland
RNase A	Quiagen, Hilden, Deutschland
Taq-polymerase	GIBCO BRL, Eggenstein, Deutschland
T4 DNA-Ligase (pGEM®-T and pGEM®-T Easy Vector Systems)	Promega, Madison, USA

Antikörper:

ABC-Komplex	Vector laboratories, Peterborough, England
biotinyliertes Anti-mouse IgG	Vector laboratories, Peterborough, England
biotinylierte Tyramide	Vector laboratories, Peterborough, England
BrdU Nr.33	Vector laboratories, Peterborough, England
Capture Antibody (ELISA)	R&D Systems, Minneapolis, USA
Detection Antibody (ELISA)	R&D Systems, Minneapolis, USA
gereinigtes menschliches Fetuin-A (gelöst in 10% Rinderalbumin)	Dade Behring, Marburg, Deutschland
Goat anti Rabbit (Westernblot)	Jackson ImmunoResearch Laboratories, Inc., Suffolk, England
Kaninchen-Antikörper (AHSG 921006, Nephelometrie)	Prof. Dr. Wilhelm Jahnen-Dechent, Aachen, Deutschland
Maus-Fetuin-Antikörper (K98 AS386, polyklonal, Westernblot)	Prof. Dr. Wilhelm Jahnen-Dechent, Aachen, Deutschland
M30 CytoDEATH (monoklonaler Maus-Antikörper)	Roche, Mannheim, Deutschland
SA-HRP	Vector laboratories, Peterborough, England
Steady-Glo™ Luciferase substrate	Promega, Madison, USA
Streptavidin-HRP-working Dilution (in Reagent Diluent)	R&D Systems, Minneapolis, USA
TGF-ß$_1$ (recombinant)	R&D Systems, Minneapolis, USA

Bakterien und Zellen:

E. coli	Prof. Dr. Wilhelm Jahnen-Dechent, Aachen, Deutschland
Mink lung epithelial cells	Daniel B. Rifkin Ph. D., New York, USA

9 Material und Bezugsquellen

Kits:

DNA Midi Kit for isolation of DNA from blood and cultured cells (25)	Cat. No. 13343, Quiagen, Hilden, Deutschland
Quantikine® human TGF-β_1 ELISA	R&D Systems, Minneapolis, USA
MinElute Gel Extraction Kit	Quiagen, Hilden, Deutschland
M30 CytoDEATH-Antikörperfärbung	Roche, Mannheim, Deutschland
pGEM®-T and pGEM®-T Easy Vector Systems	Promega, Madison, USA
QIAamp DNA-Kit	Quiagen, Hilden, Deutschland
qPCR™ Core Kit for SYBR® Green I	Reference: RT-SN73-05, Batch No.: 33, EGT-Group: Eurogentec, Seraing, Belgien
Reverse Transcription Core Kit	Cat.No. RT-RTCK-05: Eurogentec Headquarters; Seraing, Belgien
RNA LabChip® Kit	Agilent Technologies, Palo Alto, USA
RNeasy® Mini Kit for total RNA isolation (250)	Cat. No 74106: Quiagen, Hilden, Deutschland
Steady-Glo™ Luciferase Assay Systems	Promega, Madison, USA
TSA™-Biotin-System	Nr. NEL700, NEN/Perkin Elmer, Eoston, USA

Verbrauchsmaterialien:

Bäder und Racks	Carl ROTH, Karlsruhe, Deutschland
Bechergläser	Schott Duran, Mainz, Deutschland
Cellulosfilterkarton (dick, saugfähig)	Whatman GmbH, Dassel, Deutschland
Deckgläser	Carl ROTH, Karlsruhe, Deutschland
Fäden 2.0	FST Medizintechnik, Bad Oeynhausen, Deutschland
Filterpapier	Schleicher und Schuell, Ref.-No. 311612, Dassel, Deutschland
Gilson Pipetten: 20µl (No. U51812E) 100 µl (No. U64914D) 1000µl (No. U61640E)	Abimed, Langenfeld, Deutschland
Küvette (RNase frei)	Eppendorf-Netheler-Hinz GmbH, Hamburg, Deutschland
OP-Besteck	FST Medizintechnik, Bad Oeynhausen, Deutschland
Optical Reaction Plate (96 well) with Code 128 Barcode	Psrt No. 4306737, PCR compatible; Abi Prism; Applied Biosystems, Weiterstadt, Deutschland
Mikrotiterplatten, 96 Loch (ELISA)	R&D, Abingdon, UK
Minineph Einmalküvetten	The Binding Site, Heidelberg, Deutschland
Minineph Stiring Bars (Magnet-Rührstäbchen)	The Binding Site, Heidelberg, Deutschland
Nitrocellulosemembran	Optitran-BA-S 83, Reinforced NC; Schleicher & Schuell, Dassel Deutschland
Objektträger	Super Frost® Plus, Menzel GmbH & Co KG, Braunschweig, Deutschland
Pipettenspitzen (200µl)	Gilson Precision tips, Diamond D200, BatchNo. HGA1/18655; Bad Camberg, Deutschland

9 Material und Bezugsquellen

Pipettenspitzen (1000µl)	Pipettenspitzen blau, Art.-Bez.: PB1000; KABE Labortechnik, Nürnbrecht-Elsenroth, Deutschland
Reaktionsgefäße 1,5/2 ml	Eppendorf-Netheler-Hinz GmbH, Hamburg, Deutschland
Reaktionsgefäße 10/50 ml	BECTON DICKINSON, Meylan Cedex, France
Eppendorfgefäße (Micro tubes 1,5 ml)	39x18,8mm Ø, No./REF 72.690 farblos/neutral; Sarstedt, Nümbrecht, Deutschland
Röntgenfilm	Kodak, X-OMAT UV Plus Film 100 NIF/18x24cm, Chalon-sur-Saône Cedex, France
Skalpelle	BECTON DICKINSON, Meylan Cedex, France
Strips 0,2 ml	Biozym Scientific GmbH, Oldendorf, Deutschland

Geräte:

ABI PRISM 7700	Applied Biosystems, Foster City, USA
Agilent 2001 Bioanalyser	Agilent Technologies, Palo Alto, USA
Autoklav	Heraeus Instruments GmbH, Düsseldorf, Deutschland
PCR Gerät (Real-Time TaqMan–PCR)	Applied Biosystems GmbH, Weiterstadt, Deutschland
Elektrophoresekammer mit entsprechenden Glasplatten und Abstandhaltern sowie Taschenschablonen	Mini-Protean®II, Serial No. 32S/3651; Bio-Rad, Hercules, USA
Elektrische Pipette von Minineph 500, R93461	The Binding Site, Heidelberg, Deutschland
Flachbettscanner	Hewlett-Packard GmbH, Dortmund, Deutschland
Röntgenfilmkassette	Rego X-Ray GmbH, Augsburg, Deutschland
Gel Doc 2000	Bio-Rad, Hercules, USA
Thermomixer 5436	Eppendorf-Netheler-Hinz GmbH, Hamburg, Deutschland
Kugelmühle	Quiagen, Hilden, Deutschland
Lichtmikroskop	Modell BX41TF, Olympus Corporation, Tokyo, Japan
ELISAreader	Dynatech technologies, MR5000, Guernsey, Channel Islands
Mikrowelle	900 Watt, BOSCH, Stuttgart, Deutschland
MININEPH-laser Photometer	The Binding Site, Birmingham, England
Nephelometer	Model No. AD200, Serial No. 4215; Minineph, The Binding Site, Heidelberg, Deutschland
Photometer: Gene Quant II (RNA/DNA Calculator)	Pharmacia Biotech, Cambridge, Großbritannien
Röntgenentwicklungsmaschine	Agfa, Düsseldorf, Deutschland
Semi-Dry-Blot Apparatur	Trans-Blot® Semi-Dry, Serial No. 211BR, BIO-RAD; Hercules, USA
Thermorotor OV2	Biometra, Göttingen, Deutschland
Thermocycler PTC-100	Programmable Thermal Controller, MJ Research Inc; Watertown, USA
Tischzentrifuge	Eppendorf Centrifuge 5417R, No. 540708136; Eppendorf-Netheler-Hinz GmbH, Hamburg, Deutschland
UV-Transiluminator	Biometra TI 1, Göttingen, Deutschland

9 Material und Bezugsquellen

Video graphic printer UP-895CE	Sony, Overath, Deutschland
Vortexer	MS1 Minishaker IKA® Wilmington, USA
Waage (Analysenwaage)	Sartorius AG Göttingen, Deutschland
Wasserbad	GFL, Gesellschaft für Labortechnik, Burgwedel, Deutschland

Computersoftware:

analySIS®	Soft Imaging System
Excel	Microsoft
Sequence Detector	Applied Biosystems GmbH, Weiterstadt, Deutschland
SPSS für Windows	Version 15.0, SPSS für Windows 2006
ELISAreader	ESE GmbH, Stockach, Deutschland
Multianalysis® software package	Bio-Rad, München, Deutschland

Danksagung

Herrn Prof. Dr. Markus Ketteler danke ich, dass ich unter seiner Betreuung diese Promotion durchführen konnte.

Herrn Prof. Dr. Wilhelm Jahnen-Dechent danke ich für die großzügige Bereitstellung seines Labors, sowie für die freundliche Unterstützung seiner Mitarbeiter.

Herrn Prof. Dr. Jürgen Floege danke ich für die Ermöglichung der Kooperation mit dem Pariser Hôpital Necker-Enfants Malades und meinen Einsatz vor Ort zur Erlernung weiterer chirurgischer und molekulargenetischer Techniken.

Herrn Dr. Ralf Westenfeld danke ich für die Betreuung während meiner gesamten Promotionszeit. Er war stets bemüht, mich in meiner wissenschaftlichen Arbeit zu unterstützen und in der Auseinandersetzung mit der Thematik zu fördern.

Frau Kathrin Härthe danke ich für ihre ständige sehr hilfreiche Unterstützung im Erlernen des wissenschaftlichen Arbeitens während der Promotion. Sie stand mir zu jeder Zeit mit Rat und Tat zur Seite.

Den gesamten wissenschaftlichen Mitarbeitern der Medizinischen Klinik II – Nephrologie und Immunologie danke ich für Ihre Hilfe bei den Studien der theoretischen Grundlagen und der Ausführung verschiedenster praktischer Methoden.

Frau Maja Milovančeva danke ich für ihre nette Unterstützung beim Erlernen der korrekten Literaturrecherche.

Meiner Familie und Tim danke ich für all die aufmunternden Worte in den schwierigeren und aufwändigeren Zeiten der Promotion.

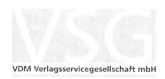

Die VDM Verlagsservicegesellschaft sucht für wissenschaftliche Verlage abgeschlossene und herausragende

Dissertationen, Habilitationen, Diplomarbeiten, Master Theses, Magisterarbeiten usw.

für die kostenlose Publikation als Fachbuch.

Sie verfügen über eine Arbeit, die hohen inhaltlichen und formalen Ansprüchen genügt, und haben Interesse an einer honorarvergüteten Publikation?

Dann senden Sie bitte erste Informationen über sich und Ihre Arbeit per Email an *info@vdm-vsg.de*.

Sie erhalten kurzfristig unser Feedback!

VDM Verlagsservicegesellschaft mbH
Dudweiler Landstr. 99
D - 66123 Saarbrücken

Telefon +49 681 3720 174
Fax +49 681 3720 1749

www.vdm-vsg.de

Die VDM Verlagsservicegesellschaft mbH vertritt

 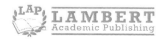 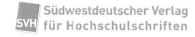

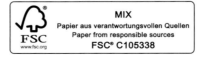

Printed by Books on Demand GmbH, Norderstedt / Germany